ARCHANA DAUNDKAR
GANESH AVHAD
SANDEEP LAHANGE

REGIMES DIETÉTICOS EM PRAMEHA

ARCHANA DAUNDKAR
GANESH AVHAD
SANDEEP LAHANGE

REGIMES DIETÉTICOS EM PRAMEHA

Efeito de Pathyahar e Vihara em Prameha (Diabetes Mellitus tipo 2)

ScienciaScripts

Imprint

Any brand names and product names mentioned in this book are subject to trademark, brand or patent protection and are trademarks or registered trademarks of their respective holders. The use of brand names, product names, common names, trade names, product descriptions etc. even without a particular marking in this work is in no way to be construed to mean that such names may be regarded as unrestricted in respect of trademark and brand protection legislation and could thus be used by anyone.

Cover image: www.ingimage.com

This book is a translation from the original published under ISBN 978-620-8-22553-7.

Publisher:
Sciencia Scripts
is a trademark of
Dodo Books Indian Ocean Ltd. and OmniScriptum S.R.L publishing group

120 High Road, East Finchley, London, N2 9ED, United Kingdom
Str. Armeneasca 28/1, office 1, Chisinau MD-2012, Republic of Moldova, Europe
Printed at: see last page
ISBN: 978-620-3-46259-3

RECONHECIMENTO

Apresento a minha saudação ao Senhor Todo-Poderoso, pela sabedoria e perseverança que me foram concedidas durante este projeto de investigação e, na verdade, ao longo da minha vida. Um grande projeto de investigação como este nunca é obra de alguém sozinho.

Estou muito grato ao reverendo Presidente Sua Santidade Shri JagadguruGurusiddeshwaraMahaswamiji, Murusavira Math, Hubli e Shri.B.R.Patil Presidente, Shri J.G.C.H.Society's Ayurvedic Medical College, Ghataprabha. É meu dever agradecer ao Dr. B. K. H. Patil MS (Gen.Surgeon), Diretor Executivo, Shri J.G.Co-op.Hospital Society, Ghataprabha, por me ter proporcionado uma oportunidade na instituição para estudos de pós-graduação e trabalho de dissertação.

O meu vocabulário carece de palavras adequadas para exprimir o meu recondito sentimento de dívida para com o meu benévolo professor Dr. J.K.Sarma Principal, que tem sido uma força orientadora e instrumental em todos os procedimentos do meu estudo de pós-graduação e que se manteve como um excelente suporte encorajador em todos os passos da realização deste meticuloso esforço.

As palavras são inadequadas para exprimir, com profunda reverência, a minha mais sincera gratidão e o meu endividamento para com o meu guia e a espinha dorsal desta investigação, Dr. Anil K. Bagalkoti Professor e HOD Dept. ofSwasthavritta, pela sua incansável ajuda, atenção próxima e constante com sugestões construtivas e valiosas em todas as etapas deste trabalho.

Agradeço ao Vice-Diretor, Dr. C. S Maladakar, e ao Dr. Lingaraj-Teggi Sir, pela sua ajuda incansável, atenção constante e próxima, com sugestões construtivas e valiosas em todas as fases deste trabalho. Agradeço ao reitor da nossa faculdade, Dr. Kottanavar, pelo seu apoio.

Estou igualmente grato ao coordenador do departamento de PG, Dr. Sanjeev Athani, pelas suas sugestões científicas e cooperação.

Agradeço a **todos os professores** deste instituto as suas sugestões valiosas e a ajuda que me deram durante o estudo de pós-graduação.

Aproveito esta oportunidade para agradecer ao Sr. S B Chalageri (bibliotecário), que sempre abriu a porta da biblioteca para o meu estudo, e a todo o pessoal técnico e não técnico do colégio pela sua cooperação e ajuda. Estou igualmente grato à nossa senhora Bharti e a todo o pessoal da direção.

Os contributos de muitas pessoas diferentes, nas suas diferentes formas, tornaram isto possível. Gostaria de estender o meu apreço especialmente aos seguintes.

As palavras não são suficientes para exprimir a minha gratidão e a minha dívida para com os sacrifícios dos meus queridos e respeitados pais, Dr. MadhukarAvhad& Smt. RatanAvhad, por me terem apoiado, abençoado, rezado e apoiado em todas as situações da minha vida e pelo seu apoio incondicional, tanto a nível financeiro como emocional, ao longo da minha licenciatura. Um agradecimento especial à minha querida esposa, Dra. Archana Avhad, e aos meus corações S1 e S2, ou seja, às minhas adoráveis filhas Saiesha e Saanvi, pelos cuidados e pela motivação que me deram durante toda a minha vida.

Os meus agradecimentos especiais a todos os amigos de PG, Dr. Padmavati M Patil, Dr. Deepika, Dr. Ashish Patil, Dr. Yogesh, Dr. Shweta, Dr. Sandeep Sharma, Dr. Ajay Sharma, Dr. Satyanarayan Yadav, Dr. Nikita, pela sua maravilhosa cooperação durante todo o meu curso.

Por fim, confesso o meu profundo pesar se me esqueci de alguém para reconhecer e mencionar, mas agradeço a todos do fundo do meu coração. Certamente, lembrar-me-ei de todos eles em cada etapa da minha vida.

Dr. Archana Daundkar

<u>ABREVIATURAS</u>

- Cha. Sam. = Charaka Samhita
- Su. Sam. = Sushruta Samhita
- A. S.= AshtangaSangraha
- A. H. = AshtangaHrudaya
- B. P.= Bhava Prakasha
- Sha. Sam. = Sarangdhara Samhita
- K. S.= Kashyapa Samhita
- M. Ni.= MadhavaNidana
- Y.R.= Yoga Ratnakara
- Sa. = ShariraSthana
- Su. =Sutra Sthana
- Chi. = ChikitsaSthana
- Ni. = NidanaSthana
- Ut. = Uttara Sthana
- Vi. = Vimana Sthana
- M. Kha.= MadhyamaKhanda
- BT =Before Treatment
- FU =Follow Up
- AT =After Treatment
- G = Gradation

ÍNDICE

RESUMO

TÍTULO- "Avaliar os efeitos de pathyahara e vihara em Prameha em relação à Diabetes Mellitus tipo 2"

ANTECEDENTES - A OMS reconheceu a diabetes como uma das principais doenças não transmissíveis que partilham factores de risco comuns relacionados com o estilo de vida, como a inatividade física e uma alimentação pouco saudável. No cenário atual, os doentes diabéticos não seguem uma dieta e um exercício adequados; apenas consomem medicamentos, pelo que só os medicamentos antidiabéticos não conseguem controlar os níveis de açúcar, pelo que o Pathyahara (dieta) e o Vihara (caminhada rápida), juntamente com os medicamentos antidiabéticos, podem controlar os níveis de açúcar dentro dos limites normais, juntamente com uma melhor qualidade de vida, e prevenir outras complicações da diabetes. Os Acharya descreveram amplamente o papel do ahara e do vihara na prevenção e controlo da Prameha.

OBJECTIVOS-

1. Avaliar o papel de Pathyahara e Viharain Prameha W.S.R. em pacientes com Diabetes Mellitus Tipo 2

2. Observar se há benefícios do Pathyahara e do Vihara na qualidade de vida dos pacientes com DM tipo 2.

3. Estudar a Diabetes Mellitus segundo a Ayurveda e a Ciência Moderna.

MÉTODOS- Para este estudo clínico, foram selecionados 60 doentes, divididos em 30 doentes em cada grupo. O grupo A foi tratado com doentes que estão a tomar medicamentos antidiabéticos em dose estável e aconselhados a fazer Pathyahara (tabela de dietas) e Vihara (caminhada rápida) e o grupo B apenas tomará uma dose estável de medicamentos antidiabéticos em curso.

RESULTADOS - Este estudo clínico mostra a diminuição da intensidade dos sintomas, o controlo dos parâmetros glicémicos, a redução do índice de massa corporal e a melhoria da qualidade de vida dos doentes que seguem o pathyahara e o vihara em comparação com os doentes que não seguem o pathyahara e o vihara.

INTERPRETAÇÃO E CONCLUSÃO- O estudo clínico mostra que o pathyahara e o vihara

foram considerados eficazes no tratamento da D.M. tipo 2.

KEYWORDS-Diabetes, Dieta, Caminhada rápida, Pathyahara

INTRODUÇÃO

Todas as doenças poliúricas na Ayurveda são descritas como "Prameha", e Madhumeha é uma delas, equiparada à Diabetes Mellitus tipo 2. A descrição da forma adquirida de Prameha, designada por ApathyanimittajaPrameha, é muito semelhante à diabetes de tipo 2. ApathyaAhara (incompatibilidades dietéticas/dieta pouco saudável) e ApathyaVihara (incompatibilidades no estilo de vida) são os principais factores de risco para Madhumeha.

A OMS declarou que a Índia se tornará a "Capital Mundial da Diabetes" até 2025. Prevê-se que o número de pessoas diabéticas aumente de 31 milhões no ano 2000 para 79 milhões em 2030. Anteriormente uma doença das pessoas de meia-idade, dos idosos e das zonas urbanas (Diabetes Mellitus tipo 2), aumentou recentemente em todos os grupos etários e está agora a ser observada em grupos etários mais jovens, incluindo adolescentes, especialmente em populações de alto risco, mesmo em zonas rurais.

O tratamento ideal da diabetes permitiria ao doente levar uma vida completamente normal, ou seja, sem sintomas, com um estado metabólico normal e sem complicações a longo prazo. Por isso, os doentes devem ser instruídos no sentido de manterem um peso corporal normal através da adoção de hábitos nutricionais saudáveis e de exercícios físicos.

A diabetes tipo 2 é uma doença largamente evitável e as intervenções intensivas no estilo de vida são não só altamente eficazes como também rentáveis. Tendo em conta estes factos, a presente revisão foi realizada com o objetivo de trazer para a ribalta o papel das orientações dietéticas e de estilo de vida ayurvédicas adequadas para prevenir e gerir a diabetes, tendo em conta os dados de apoio baseados em provas disponíveis.

Há muitas referências a Pathyahara&Vihara (caminhada rápida) que conduzem à prevenção& gestão de Prameha. Assim, foi feita uma tentativa de avaliar os efeitos do Pathyahara e do Vihara em PramehaW.S.R. para a Diabetes Mellitus tipo 2.

FINALIDADE E OBJECTIVOS

Objetivo

"Para avaliar o efeito dePathyahar&Vihara (caminhada rápida) em Prameha W.S.R. para a Diabetes Mellitus Tipo 2".

Objectivos

1. avaliar o papel de Pathyahar e Vihara em Prameha W.S.R. para pacientes com Diabetes Mellitus tipo 2.

2. Observar se há algum benefício do Pathyaahara e do Vihara na qualidade de vida dos pacientes com DM tipo 2. de vida dos doentes com DM tipo 2.

3. Estudar a Diabetes Mellitus de acordo com a Ayurveda e a Ciência Moderna

<u>**REVISÃO DA LITERATURA**</u>

REVISÃO DO PRAMEHA:

- **ETMOLOGIA:**

Em quase todos os samhitas, o Prameha diz respeito a anomalias na urina, como já foi mencionado. Existem perturbações qualitativas e quantitativas na urina dos doentes que sofrem de prameha.

- **NIRUKTI:**

Prameha -[1]

A palavra prameha é composta por duas subpalavras, ou seja, pra e meha.

Pra - prakarshen significa excesso.

Meha - Mih sinchane - significa - emitir urina frequentemente.

ou seja, prakarshen mehati ksharti ......[2]

Quando esta raiz meha é adicionada a prefy 'Pra', a palavra torna-se prameha.[3]

Pra significa excesso em ambos, ou seja

1. Frequência e

2. Quantidade

Por isso, a palavra prameha significa aumentar a frequência e a quantidade de urina.

Esta derivação da palavra é novamente comprovada quando as caraterísticas clínicas do prameha são descritas como - 1) Prabhut Mutrata e Avil Mutrata

2) Madhumeha - A palavra madhumeha é composta por duas palavras.

Madhu significa mel e Meha significa urinar. A palavra madhu deriva da raiz "manyante visesena janann Jana yasmin

Na literatura sânscrita, a palavra madhu é utilizada em vários conteúdos como Pushparasa, Makaranda, Makshikam, Madhyam, Kshiram, Jalam, Madhurasam, etc.

Assim, madhumeha é uma doença em que a excreção tem uma qualidade concordante com madhu (mel) na sua cor, sabor, cheiro e consistência

- **DEFINIÇÃO:**

A urina turva em quantidade excessiva, juntamente com o aumento da frequência da micção, é conhecida como prameha.[4]

REVISÃO HISTÓRICA

Um estudo da literatura antiga indica que a diabetes era bastante conhecida e bem concebida como uma entidade na Índia antiga.

O conhecimento da prameha, como a história revela, existia com os índios desde a pré-história.

A sua referência mais antiga (1000 a.C. na literatura ayurvédica) encontra-se na forma mitológica, onde se diz que teve origem na ingestão de um alimento luxuoso e especial que era oferecido na altura do Yagna, organizado por Daksha prajapati.

No Atharvaveda não se mencionam as doenças com o nome de prameha ou Madhumeha, mas descreve-se uma doença conhecida como "Asarve" e o seu tratamento, que se assemelha ao prameha durante o eara védico (6000 a.C.).

Sayanacharya descreveu asarve como 'mutraatisara'.

A palavra prameha é utilizada no arthashastra de Kautilya (321 a 296 a.C.).

- RAMAYANA: Por ingestão excessiva de sumos doces, alguns macacos expelem urina de natureza doce.[5]

- KAUTILYA ARTHASHASTRA: Tomando camaleão ardente, lagarto doméstico juntamente com intestinos de sapo mosqueado e mel se administrado leva a prameha.[6]

<u>**SAMHITA KALA:**</u>

A) BRUHTRAYI

- .CHARAK SAMHITA:

Mencionou o prameha como o melhor entre os anushangi`s, ou seja, uma doença recorrente (aflige o paciente continuamente).

Descreveu também 20 tipos de prameha e 2 tipos a) Sthula b) Krisha. Ao explicar o nidana, acrescentou também o beejadusti.[7]

Acharya Charak deu uma descrição pormenorizada da etiologia, patogénese, sintomatologia e complicações do prameha.

A) Nidan Sthan - capítulo 4 -

ou seja, é dada a descrição de prameha nidanadhyay.

B) Chikitsa Sthan - capítulo 6 -

i.e. prameha chikitsa adhyaya. Foi apresentada a etiopatogénese do prameha e as suas complicações.

C) Sutra Sthan - capítulo 17 -

ou seja, Kiyanta shirshiya adhyaya - prameha pidka etc.

- SUSHRUT SAMHITA[8] :

Ele descreveu a etiologia como sahaja e apathyanimithaja. Ele deu 20 tipos, drogas específicas para cada tipo, e também acrescentou prameha nivritti lakshanas, e considerou um entre ashtamahagadas.

A) No sushrut Samhita Nidan sthan 6th

ou seja, prameha nidan adhyaya - causas de prameha, purvarupa, sintomas, seus e 10 prameha pidka todos   descrição é dada.

B) No chikista sthan adhyaya 11

i.e. prameha chikista adhyaya dois tipos de prameha e o seu tratamento, dieta, Panchakarma etc.

C) No chikista sthan 12° adhyaya

i.e. prameha pidka chikista adhyaya - É dado o tratamento de todos os pidka.

D) E no 13° adhyaya

i.e. Madhumeha chikista adhyaya - O tratamento de Madhumeha é efectuado com shilajit prayog.

E) Chakradatta:

Mencionou vários tratamentos para prameha pidakas juntamente comlakshanas.

- ASTHANG HRUDYA[9] :

O autor segue a descrição de prameha como em charaka, bem como sushruta samhita.

Enumerou 20 tipos, o seu tratamento e acrescentou alguns novos medicamentos como

lodhrasava, ayaskriti

    A) Nidan Sthan - Prameha nidan adhyaya20 tipos de prameha nidan e fisiopatologia,

    causas e sadhya asadhyatva e prameha pidka são apresentados em pormenor

    B) Chikista Sthan -Prameha chiksta adhyaya - tratamento pormenorizado do prameha,

    dieta, panchakarma e shamanaushadhi.

B) LAGHUTRAYI:-

- MADHAVNIDAN[10] : -

    Aadhyaya - 33 i.e. prameha nidan adhyaya.Descrição detalhada para o diagnóstico

de prameha é dada juntamente comprameha pidka. Madhava Nidhanam: Explica o samprapti

do prameha por doshas individuais.

- SHARANGDHAR SAMHITA:-

Sharanghdhar Samhita são apresentados 20 tipos de prameha.

- BHAVPRAKASH[11] : -

7º capítulo, ou seja, prameha vidnyan - Shlok nº 59 a 62. Aqui o tratamento de prameha é dado

por algumas ervas medicinais comovijaysar e khadirsar. Bhavaprakhasha: Ele explicou

prameha, madhumeha juntamente com upadravas &   aristalakshanas.

C) YOGRATNAKAR[12] :-

    Prameha foi amplamente explicado e em pormenor com o seu chikista em uttarardha

- prameha nidan e prameha chikista adhikar. Yogaratnakara: Explica o prameha e vários

medicamentos. Mencionouvangabhasma juntamente com vários yogas.

D) BHELA SAMHITA[13] :-

    Também descreve 20 tipos sob os mehas "prakrutaja" e "swakrutaja", que significam,

respetivamente, tipos hereditários e adquiridos.

E) HARITA SAMHIA :[14]

Mencionou-o como papajanya e enumerou 13 tipos com nomenculatura diferente de outros samhitas e também descreveu arista lakshanas.

F) KASHYAP SAMHITA :[15]

Mencionou os sintomas de prameha nas crianças e referiu que a

doença é ishirakari.

G) BHAISHAJYA RATNAVALI :[16]   diferentes yogas de Prameha

Explica a descrição pormenorizada de pathyapathya

ANÁLISE DE DOENÇAS AYURVÉDICAS

Nos textos ayurvédicos, o prameha é descrito em pormenor, ou seja, a etiologia, a fisiopatologia, as complicações e a gestão (tratamento).

- **NIDAN (Etiologia)**[17]

Acharya Charaka descreveu factores etiológicos específicos do prameha em cha.su. 17/78-80, 15Factores etiológicos gerais do prameha em cha.chi.6/5

1. Kaphaj e Pittaj Prameha Nidan.

2. Vataj Prameha.

Etiologia geral da prameha.

Com base nos factores etiológicos, pode ser classificada em 2 tipos.

A) 1. Sahaj & 2. Apathyanimitaj

B). 1Sahaj (hereditária) 2. Kulaj pramehi (diabetes familiar)

<u>1) SAHAJ</u>

Charaka narrou claramente que prameha é um kulaj vikara que resulta de um defeito na beeja.

Beeja bhaga ou beeja bhaga avayava

De acordo com o chakrapani, pode ser causada pelo pai, pela mãe ou por um avô, o que significa que a doença pode ser herdada de geração em geração[18] , o que pode ser correlacionado com o óvulo e o esperma, com os cromossomas e os genes, respetivamente.

Chakrapani também explicou que este defeito pode ser causado pela ingestão de alimentos defeituosos na altura da gravidez. Charka narrou que o uso excessivo de madhura rasa pela mãe na altura da gravidez causa prameha e sthoulya.[19]

Assim, a predisposição genética e a indulgência excessiva de factores etiológicos na altura da gravidez por parte da mãe ajudam a precipitar a doença prameha.

<u>2) APTHYANIMMITAJ</u> (Diabetes adquirida)

Charka narrou os factores etiológicos de acordo com a predominância do dosha no nidansthan e os factores etiológicos comuns no chikista shtan.

Pode ser dividida em dois tipos: Ahaharaj e Viharaj

Quadro n.º 1 Factores etiológicos comuns da diabetes (Charaka)

Ahara	Vihara
Consumo excessivo de	Excesso de indulgência em
Guru	Nidra
Snigdha	Asyasukha
Amla	Tyakta Vyayama - Chintan
Lavana	
Navannapana	Sanshodhana Akuruvatvam

Quadro n.º 2 Prameha Nidana sobre a predominância de Doshik

Kaphakara	Pittakara	Vatakara
O homem causa a vitimação de kapha (Bahudrava) Meda (Bahuabadya) Mamsa (Shaithilya) Kleda Lasika Rasa Shukra Ambu	Vitiação principalmente de pitta Shonit, Mamsa, Aumenta a quantidade de mutra e sweada	Principalmente as causas de vata viciado Depleção grave de vasa, majja eOja.

Quadro n.º 3 Prameha Hetu

Pode ser apresentado sob a forma de quadro.

Santarpaka Hetu		Aptarpaka Hetu	
Aharaj	Viharaj	Aharaj	Viharaj
Atidadhi Sevana	Asyasukha,Swapnasukha	Katu,Tikta,Kashayarasa Atisevana	Kam-krodha, Shoka, Bhaya, Chinta, Indulgência

GramyaUdaka, Anupa, Mamsa sevana	Snantyag,Avyayam	Karshana Prayog	Vamana Virechana Asthapana atisevana
Produto lácteo atisevana Ikshuvikara atisevana	Divaswap	Anshan	Atapsevan
Navannapan Kapha, Medavardhak ahar consumo excessivo de álcool	Alasya	Vishmashan	

Quadro n.º 4Nidan de kaphaj, pittaj e vataj prameh.

Kaphaj	Pittaj	Vataj
Ahara		
Yavaka, Koddulaka, Navannapan, Sarpi, Sopa Mamsa, Gramya anupa, Masha, Til, Pishtanna, Payahar, Krishara, Vilepi, Ikshuvikar, Kshira, Madhya, Dadhi, Drava madhura dravya.	Ushna Amla Lavana Kashaya Katu Ajirna Bhojana Vishama Ahara	Kashaya Katu Pitta Ruksha Laghu Shita
Vihar		
Vyayam Varjana Swapnashayyasana Sleshma, Meda, Mutravardhaka vihar	Atap Agni Santapa Srama	Vyayam Vamana, Virechan Atiyoga Vegdharana Jagrana
Mansikbhava		
Tyaktachinta,	Krodha	Shokha, Ansiedade

- **PURVAROOPA**

Os Purvaroopa são sinais e sintomas valiosos para prever a natureza da doença e a forma de controlar os sintomas completos através de uma gestão atempada.

De facto, os sintomas prodrómicos são produzidos na fase de sthana samshraya e é uma espécie de aviso à pessoa para parar a ingestão de factores etiológicos de prameha.

Quadro n.º 5 **Purvaroopa de** Prameha [20-24]

Purvarupa	Charak	Sushrut	Ashtang Sangraha	Ashtang Hridaya	Madhav Nidan
Kesheshu jatilbhavaha	+	+	+	-	-
Asyamadhurya	+	-	+	+	+
Karapddah	+	+	+	+	+
Karpadsuptata	+	-	-	-	-
Mukh, Talu, Kantha Shosha	+	-	+	+	-
Pipasa	+	+	+	-	+
Alasya	+	-	+	-	-
Kaya Chhidreshu Upadeha	+	-	+	-	-
Paridaha Agneshu	+	-	-	-	-
Shatapada Pipalikabhi Mutranabhi Sarvam	+	-	+	+	-

- **ROOPA**

Sushruta mencionou claramente que o diagnóstico de prameha deve ser feito quando se manifestam sintomas prodrómicos completos ou parciais de prameha acompanhados de poliureia.

Gayadas critica o facto de, nesta doença, todos os sintomas prodrómicos se converterem em Roopa devido à natureza específica da doença, ou seja, vyadhiprabhav.

Com base na descrição anterior, pode dizer-se que os sintomas prodrómicos, juntamente com os sintomas principais, continuam a acompanhar a evolução da doença e que os sintomas prodrómicos acima descritos podem ser considerados como Roopa da doença.

Na Ayurveda, os sinais e os sintomas são descritos como um Roopa.

Estas são descritas nos seguintes pontos

A) Caraterísticas gerais da doença.

B) Caraterísticas específicas da doença.

C) Simpatologia associada

D) Sinais e sintomas de acordo com os tipos.

A) Caraterísticas gerais da prameha.

- Prabhuta mutrata:-

Gayadasa comenta que esta quantidade excessiva de urina se deve à liquefação dos dushyas e da sua gamita. Vagbhata mencionou prameha como a doença de mutra pravrutaja.

- Avil Mutrata:-

Gayadas e Dalhana opinaram que esta caraterística da urina se deve à ligação entre mutra, dushya e dosha. Vagbhata também sublinhou que esta turvação da urina se deve à sua ligação com os dhatus.

B)   Caraterísticas específicas do prameha.

- Caraterísticas da urina[25,26] :-

O doente com Madhumeha excreta urina com sabor a kashay e madhur, cor de Pandu e qualidade de ruksha.

Chakrapani explicou que, devido a Vayu, o seu prabhav converte madhura ojainto kashya rasa. De acordo com Gangadhar Natural madhura rasa de oja é substituído por kashaya rasa em bastiA perda de ojas cria um número substancial de sintomas como perda de força física e mental, fraqueza, desordem dos sentidos e emaciação em madhumeha.

A poliureia e a turvação são observadas devido ao uso excessivo de alimentos pesados, doces e frios que agravam mais kapha no corpo.

É necessária mais água para remover os ojas indesejados presentes no basti throughurine que conduzem a Atitrushna.

Sushruta mencionou a semelhança da urina com o mel.

Uma descrição semelhante é afirmada em ashtang sangraha, ashtang hridaya e madhav nidan.

- <u>Caraterísticas específicas de todos os tipos de prameha.</u>

Charaka, Sushruta e Vagbhata explicaram que todos os tipos de prameha têm o seu tipo específico de urina, ou seja, os udakmeha têm uma urina claramente branca, fria e sem cheiro, sem cheiro,   excreção de urina aquosa.[27-29]

Kaphaj - 10

Pittaj - 06

Vataj - 04

Assim, todos os outros 20 tipos de prameha têm uma qualidade específica de urina.

1. Udakmeha - Urina aquosa.

2. Ikshu Valika Rasa meha - como rasa de cana-de-açúcar.

3. Sandrameha - urina turva e lamacenta.

4. Sandraprasad meha. Superior aguado, na parte inferior como kapha.

5. Shuklameha - urina branca.

6. Shukrameha - como shukra ou com shukra.

7. Sheetmeha - como urina fria e doce.

8. Shiktameh - como o shikta (Silta)

9. Shanaymeh - como se estivesse a urinar lentamente

10. Alalmeha - como tantu ou fio.

11. Ksharmeha - como Kshar - cheiro, tato, cor e sabor.

12. Kalmeha - como tinta e urina quente.

13. Nilmeha - gosta da cor azul e é azedo.

14. Raktameha - Urina de cor vermelha e quente.

15. Manjistameha-like manjista - Cor vermelha, grande quantidade e repetidamente urinária.

16. Haridrameha- como a haridra e a urina amarga.

17. Vasameha - com vasa.

18. Majjameha - com majja.

19. Hastimeha - com grande quantidade e com urina lasika.

20. Madhumeh - com oja na urina.

C) Sintomatologia associada

- Sharir madhurya -

De acordo com Vagbhata, o corpo do doente madhumeha torna-se madhur.

Esta caraterística única foi narrada apenas por ele.

- Manifestação psico-fisiológica:-.

Esta caraterística específica relacionada com o padrão de comportamento foi narrada por sushruta.

Esse doente madhumehi prefere ficar de pé do que andar, sentar-se do que ficar de pé, deitar-se   sentar-se e dormir do que deitar-se.

A razão para esta manifestação é principalmente Alasya (Lethergy).

Todas as variedades de prameha, com o tempo, se não forem tratadas corretamente, podem acabar por se transformar em madhumeha.

D) Sinais e sintomas de acordo com os tipos

Aacharya Charaka e Sushruta descreveram dois tipos de prameha juntamente com seus sinais e sintomas, como se segue.

- <u>Krusha (Asthenic) ou sahaja prameha</u>:-
    - ✓ Ruksha - Corpo seco
    - ✓ Alpashi - Consome menos alimentos
    - ✓ Bhrush Pipasa - sede excessiva.
    - ✓ Parisaranshil - Os inquietos querem sempre saber.
- <u>Sthool (Obesos) ou Apathya Nimittaj</u>:-
    - ✓ Bahuashi - consome alimentos em excesso
    - ✓ Snigdha - Textura corporal Unctus
    - ✓ Shayyasan - Swapnasheela - como sentar-se e dormir sempre.
- **SAMPRAPTI**

O conhecimento profundo de Samprapti é essencial para determinar o grau de vitiação de dosha e dushya, o envolvimento de Avayava, srotasa e a evolução da doença.

Para a manifestação de qualquer doença no organismo é necessária a associação de três factores principais.

1. Nidan 2. Dosha 3. Dushya

Estes factores são necessários, caso contrário a doença não pode ocorrer.

De acordo com Sushruta, a indulgência excessiva nos factores etiológicos relacionados com prameha resulta em Aparipakwa vata, Pitta, Kapha e Meda, que prosseguem através dos strotas mutravaha para se localizarem no basti mukha, conduzindo assim a prameha.

Sushruta afirmou que todos os pramehas, se não forem tratados ou se forem tratados incorretamente, terminam em madhumeha.

Vaghbhata descreveu dois tipos de patogénese do prameha , nomeadamente[30]

1. Dhatukshayatmaka

2. Dosha Avaranatmaka

Além disso, Vagbhata interpretou que em todos os tipos de prameha o dosha ou dushya permanece o mesmo, mas a deferência em mutra pravrutti deve-se ao tipo específico de samyog entre o dosha específico e o anukul dushya.

Charaka explicou a patogénese de uma forma detalhada[31-32]

i.e.1 Samanya (Samprapti Geral)

2 Samprapti específico

Os textos posteriores, como o yogratnakar e o madhavnidan, seguiram a descrição do charaka samhita, mas no Harit samhita, no Ashtanghrudaya e no Sharangdhar Samhita a descrição do samprapti geral não está presente

Madhavnidana explicou a patogénese juntamente com dosha, dushya, sthana da doença. Ele explicou especificamente que a doença é tridoshaj.[33-34]

- **SAMPRAPTI**

A) SAMANYA E SAMPRAPTI GERAL:-.

Charka descreveu samanya (Geral) Samprapti de prameha elaboradamente em nidansthan. Pode ser explicado com base no shatkriyakala. O processo de samanya samprapti começa a partir do nidansthan.

1) Sanchaya:-

A indulgência excessiva em nidan sevan de guru, snigdha aahar e Avyayamadi vihar leva a kaphadosha sanchaya. É mencionado que o kleda que obtém sanchita aqui tem a qualidade bahumutrata vividamente apoiada por charka.

No prakrut avastha, o kapha permanece na forma baddha, ou seja, na forma sólida ou aglutinada, mas devido ao nidan sevan, a sua forma prakrita badha muda para a forma dravatwa e isso também em quantidade excessiva, ou seja, bahudrava.

2) Prakop:-

Estes três factores, nidan, dosha e dushya, combinam-se de forma tão precisa que conduzem rapidamente ao prakopa do bahudrava kapha e, no futuro, ao prameha.

O Kaphakar Aahar vicia o kapha dosha sem qualquer resistência devido a propriedades semelhantes.

O Anubandha entre vishesh (Anukul) nidan e kapha dosha leva ao aumento da quantidade de kapha que, no futuro, desenvolve prameha.

O dosha bahudrava é comprovado para desenvolver prameha e como já está presente em quantidade excessiva desde o início.

Por isso, agrava-se rapidamente quando os anukul nidanas são continuados.

Este tipo de anukulatva pode ser observado em pessoas que têm kaphas prakriti e que têm predisposição genética para prameha.

3. Prasara:-.

Nesta fase, o kapha provocado espalha-se por todo o corpo, o que se deve ao facto de sharir shaithilya ser um dos factores anukula para nidana em relação ao dosha.

4. Sthan Samshraya:-.

O kapha provocado tem afinidade com o bahu-abadha-meda devido às suas propriedades semelhantes e liga-se aí.

O kapha provocado (Vikruta), depois de se combinar com bahu-abadha-meda, causa a sua viciação. Os outros dushyas importantes são sharir kleda e mamsa, que já estão aumentados em grande quantidade, antes da viciação de kapha. O kapha provocado com meda viciado combina-se com sharir kleda ou mamsa ou ambos.

Esta é uma fase importante porque os sintomas prodrómicos da doença manifestam-se nesta fase. É essencial diagnosticar a doença nesta fase para evitar a progressão da doença e obter um melhor prognóstico.

5. Vyakti:-.

Nesta fase de Vyakta avastha, ocorreram dois tipos de manifestação.

1) Mutravaha strotodushti devido a sharir kleda dushti, se kapha e meda viciados entrarem em contacto com sharir kleda, então transformam-se em mutra, o kapha viciado impede a abertura do mutravaha srotasa que já está cheio de meda e kleda viciados, produzindo assim a doença prameha.

2) O puti pidka devido ao desvio do mamsa dhatu.

As duas manifestações de kleda e mamsa dushti acima referidas ocorrerão simultaneamente ou em duas fases.

Apesar de tantos poorvarupas, apenas dois lakshanas foram mencionados nos clássicos, ou seja, prabhuta mutrata e avil mutrata.

Prabhut mutrata ocorre como resultado de vruddhi swarupa, ou seja, kleddushti e avil mutrata é um dos sinais de kled dushti .[35]

6. Bheda:-

Nesta fase, manifestam-se várias complicações da doença e a doença progride para asadhyatwa, ou seja, a doença torna-se incurável.

A doença prameha atinge o estado de sthairya (Estabilidade) e Asadhya (Incurabilidade) devido à sua prakruti e vikruti.

Daí que Chakrapani tenha explicado o termo prakruti e vikruti: se todas as propriedades naturais de kapha se tornarem anormais, o prameha torna-se crónico e se kapha for provocado, é garantida uma condição adicional de incurabilidade.

O envolvimento de raktadi dhatu que não é semelhante em qualidades a kapha é considerado como vikruti.

B) SAMPRAPTI DE ACORDO COM A PREDOMINÂNCIA DOSHIK

1)Kaphaj prameha:-.

Os factores etiológicos provocam, em primeiro lugar, a provocação de kapha, devido à sua estreita semelhança com o hetu relacionado.

Este kapha agravado espalha-se então rapidamente por todo o corpo devido ao sharir shaithilya.

Medadhatu é o excesso de quantidade.

Abadha e tendo propriedades semelhantes às de kapha, o kapha provocado, ao espalhar-se, amalgama-se com meda dhatu causando vitimação.

Esta anexação de meda e kapha viciados entra em contacto com sharira kleda e mamsa.

Que já estão em quantidade excessiva, resultando em putimamsa pidaka; por outro lado, o kleda viciado converte-se em mutra.

O kapha, juntamente com meda e kleda, impede as aberturas do mutravah srotasa, resultando em prameha.

Sushruta narrou dushyas em cada tipo de prameha doshika.

Narrou a vitimação de kapha juntamente com Vata, Pitta e Meda em khaphaj prameha.

2) Pittaj Prameha:-.

Devido aos seus factores etiológicos, o pitta provocado manifesta-se como um pittaj prameha.

Aqui ocorre uma patogénese semelhante à descrita no kaphaj prameha.

Dependendo das diferentes propriedades do pitta dosha, o pittaja prameha desenvolve-se em 6 tipos.

O Pittaj prameha não é inteiramente paittika, mas tem predominância pitta, como é mencionado logo no início do 4º capítulo do nidan sthan no Charka samhita. Há predominância do dosha pitta em comparação com os dosha kapha e vata no paittik prameha.

Sushruta correlacionou-o com Vata, Kapha e Meda na patogénese do pittaj prameha. Uma patologia quase semelhante é descrita em Ashtang Sangraha e Ashtang Hridaya.

3. Vataj Prameha:-.

Aqui, Vata é provocado devido aos seus próprios factores etiológicos e retira vasa adi dhatuj do corpo em direção a basti, resultando em 4 tipos de vataj prameha. Quando oja é afogado em direção a basti devido à vitiação de vata, o madhura swabhava natural de oja, devido ao rukshaguna de vata, transforma-se em kashay rasa, levando à manifestação de madhumeha.

Mais uma patogénese do vataj prameha é descrita no chikista sthana; o seu vata provocado devido à depleção de outros dois dosha transporta o dhatuj vital para basti, resultando em vataj prameha.

De acordo com sushruta kapha, pitta, medha, vasa, majja, etc. participam na patogénese do prameha.

SAMPRAPTI GHATAK DE PRAMEHA[36] :-

Com base em várias referências, os samprapti ghatak de prameha são descritos a seguir

1. Dosha: -

A doença é tridoshik nimittaj Todos os doshas são responsáveis pela manifestação de prameha.

- Kapha:-

Kapha desempenha o papel dominante no samanya samprapti do prameha, sendo o primeiro dosha a viciar-se. O Aacharya Charaka, ao descrever os factores causais, utilizou o termo "kaphakruta cha sarvam", indicando o significado deste dosha dushti no prameha; shaithilya é a consequência de bahudrava kapha. Outras manifestações subsequentes são alasya, atinidra, tandra, etc.

- Pitta:-

No Avaranjanya Madhumeha, os sintomas manifestam-se principalmente devido ao vridhi do pitta dosha. Outras manifestações subsequentes são daha, kshudha e trushna vridhi.

Em charak samhita samprapti de vataj prameha foi descrito comoPitta está em kshaya avastha em comparação com vata na patogénese de vataj prameha.Assim, kshaya lakshana de kapha dosha e pitta dosha pode manifestar-se em kshayajanya madhumeha. Pitta Kshayajanya lakshanaj são mandagni, prabhahani, shitata etc. enquanto kaphakshayajanya lakshanaj são bhrama, hriddrava, shlathsandhita etc.

- Vata:-

Este é o principal dosha na patogénese de madhumeha, herevata agrava-se devido aos seus próprios factores etiológicos ou devido ao avarana causado por kapha, pitta e meda.

Este vata provocado transporta os constituintes do corpo como vasa, majja e oja em direção a basti e excreta-os para o exterior através da urina, resultando no esgotamento do dhatu.

Assim, devido ao esgotamento grave do dhatu, os sintomas manifestam-se em iskarshya, daurbalya e andangasuptata.

Aqui é descrito que vyana e apana são os principais culpados de prameha, principalmente as funções de vyanvayu são prejudicadas por causa da acumulação de dushya viciado a nível macro e micro celular. Assim, em todos os samprapti de pramehas vyana actua como o coletor de kleda e apana como excretor. A função de apanvayu é agravada resultando na excreção de vata dhatuj através da urina fora do corpo.

2. Dushya: -

Rasa, Rakta, Mamsa, Meda, Majja, Shukra, Vasa, Oja, Lasika, Kleda e Sweda   Sweda

Nidana dosha e dushyas são os três factores responsáveis pela manifestação de todas as

doenças, mas quando têm anukulatva a doença estabelece-se no seu caminho, pelo que

anukulatva estes factores são importantes em madhumeha.

- Rasa:-

Rasa é a sede de kapha dosha e, ao mesmo tempo, é o principal de rasadhatu, por isso kapha

provocado tem afinidade com o rasadhatu. Os sintomas como alasya, gaurava, praseka, hrillas,

angmarda, panduta, etc. são produzidos como resultado de rasa dushti.

- Rakta:-

Vitima-se principalmente em pittaj prameha. Os lakshanas de Rakta dushti aredaha; pidika,

etc. e as doenças de pele como kushta, visarpa, pidika, dadru, charmakilak, pama, asrumandala

ou a doença sistémica como kamla como um rakta pradoshak vyadhi são produzidos como

resultado de rakta dushti.

- Mamsa:-

Mamsa e kapha têm as mesmas qualidades, ou seja, ambos dão força ao corpo. Quando kapha

se vicia, mamsa perde a sua consistência normal e desenvolve shaithilya, dando espaço para a

acumulação de matéria mórbida, o que resulta na putimamsa pidika, ou seja, sharavika

kachapaika, etc.

- Meda:-

É o dushya dominante em todos os tipos de pramehas. Vitima-se tanto quantitativa como

qualitativamente. Kapha e meda têm uma grande semelhança, pois têm as mesmas qualidades.

Em madhumeha, a viciação de meda resulta de duas maneiras, como já foi dito

1. Qualitativa (Abadha, Asamhat)

A função normal de meda é produzir compactação no corpo junto com dirghatva, ou seja, compactação, então este abadhatva causa desarranjo na estrutura do corpo.

2. Quantitativo (Bahu):-

Aqui, na patogénese, meda está em quantidade excessiva.   Este meda dhatu é Aparipakva i.e. ama, meda dhatu é o dushya mais anukulatva para kapha dosha provocado. Snigdha ahara e avyayamadi vihara levam a ati medovruddi i.e. bahutva de meda dhatu, devido a dhatuagnimandya qualquer pessoa obesa que ingira comida é convertida em meda e outros dhatus permanecem subnutridos levando a dhatuagnimandya juntamente com bahutva, dhatuagnimandya também resulta em abadhatva de meda.

Tal e abadha meda dá sharir shaithilya e, em vez de fazer asthi poshan, meda dhatu fica endurecido, o que é prejudicial para o corpo. Meda dushti pode manifestar-se de muitas maneiras. O meda perturbado produz os seguintes sinais e sintomas, que são os oito doshas da pessoa atisthula.

- ✓ Ayusorhasa: - Diminuição da esperança de vida.
- ✓ Jevoparodha: - manifestação precoce do envelhecimento.
- ✓ Krichavyavayata: - Dificuldade em realizar o ato sexual e impotência.
- ✓ Daurbalya: - Debilidade geral.
- ✓ Daurgandhya: - Mau cheiro devido a transpiração excessiva.
- ✓ Swedbadha: - Desconforto devido à transpiração excessiva.
- ✓ Kshudha: - Atimatra polifagia.
- ✓ Pipasa: - Atiyoga polidipsia.

Observando a descrição acima, pode afirmar-se que no samprapti de prameha meda desempenha o papel principal.

- • <u>Majja:-</u>

Devido ao vata prakopa ocorre o kshaya do majjadhatu (depleção), que produz sintomas clínicos como netra gaurava e anga gaurava em pacientes pramehi.

- • <u>Shukra:-</u>

Shukradhatu é afetado na patogénese de prameha, que devido à sua viciação produz sintomas como daurbalya e krichavyavata em sahaja parameha shukra tem um papel importante a desempenhar.   Prameha é um kulaja vikara que ocorre como resultado do beeja dosha. Sushruta descreveu que shukra dosha e prameha participam devido à vitimação de vyana e apana vayu. Vata causa o esgotamento de shukra dhatu e também de shukra meha. Assim, pode-se apreciar o shukra dhatu em prameha.

- <u>Vasa:-</u>

É um upadhatu, é mamsa e tem um carácter shleshmaka. O vata provocado atrai vasa para basti e excreta-o através da urina sob a forma de sneha. No caso de madhumeha, o dushti é descrito sob a forma de bahutva e abadhatva, mas as manifestações de aço não são descritas em relação ao vasadhatu.

- <u>Lasika:-</u>

O vata agravado impulsiona o lasika em direção ao basti e depois excreta-o através da urina, levando a um aumento da micção. O lasika é uma espécie de fluido que se encontra por baixo da pele, entre o mamsa dhatu, e é excretado pela pele sob a forma de suor, pelo que a manifestação do lasika dushti pode ser sob a forma de transpiração excessiva.   Lasika é descrito como um dushya em Hastimeha.

- <u>Oja:-</u>

Oja é o extrato supremo de todos os dhatuj e dá força e poder imunitário ao corpo.

Oja é a qualidade pura de shleshma na sua constituição, guna e karma. Oja é um dushya importante no samprapti de prameha. Aqui, vata provocado transforma o oja madhuratva em kashayatva e vem oja em direção a basti e excreta através da urina, levando a ojakshyay.Assim, podem manifestar-se os sintomas de ojakshaya como murcha, moha, daurbalya (fraqueza excessiva) vyathitu indriya, rukshata, gurugatrata, nidra, tandra, etc.

- <u>Kleda:-</u>

É também um dushya importante depois de meda. Os significados literais de kleda são: - No comentário sobre sharir kleda, foi mencionado por Charaka que kleda dá shaithilya a sharira. Charaka deu o ama como sinónimo de kleda. A função normal de mutra e sweda foi descrita por Vagbhata da seguinte forma - Em condições fisiológicas normais, mutra e sweda mantêm o equilíbrio de kleda no corpo.

Se este kleda se viciar, afecta diretamente o mutra e o sweda e perturba a fisiologia dos elementos corporais, causando shaithilya.

Arundatta mencionou que a ausência de kleda pode levar à secura do corpo. No samprapti, kledadushti está na forma de "vruddhi" e não no kshaya, bahu kleda se manifesta bem como prabhut mutrata e avil mutrata, por causa do aumento extensivo de kleda é excretado para fora do corpo como mutra.

As outras manifestações de kleda dushti podem ser shithila angata, atisweda pravritti, visra sharir gandha (devido ao excesso de choro), Sharir mruduta, snigdhata, etc.

- Sueca:-

Este dushya foi mencionado apenas por Vagbhata.   Devido à viciação de meda e kleda, ocorre swedavaha srothas srotodushti, levando às manifestações de atisweda pravritti, daurgandhya, picchilaangatva, snigdhaangatva, visrasharirgandha, etc. Sushruta mencionou que em prameha sweda torna-se doce por natureza.

Todo o fenómeno patológico descrito em kleda e sweda dushti pode ser correlacionado com um desequilíbrio hídrico e eletrolítico.

3) Srotodushti:-.

Sanga e atipravritti. No samprapti de prameha só há referência a mutravaha srotodushti, mas tendo em conta a sintomatalogia, etc., pode facilmente compreender-se que também ocorre medovaha, mamsavaha, swedavaha e udakvaha srotodushti.

No samprapti de prameha encontram-se dois tipos de srotodushti

- ✓ Atipravritti:-
- ✓ Vimargagamana:-

Assim, podemos determinar o envolvimento da srotosa de acordo com os sintomas, como se segue:-

- ✓ Mutravaha Srotodushti: - Prabhuta Avilamutrata.
- ✓ Medovaha Srotodushti: - Purvarupa de Prameha, Snigdha Gatrata, etc.

✓ Mamsavaha Srotodushti: - Putimamsa pidaka.

✓ Udakavaha Srotodushti: - pipasa mukha, talu, kantha, shosha.

4.Srotasa:-.

Medovaha, Mutravaha, Udakvaha e Mamsavaha

5. Agni:-

Vaishamya de todos os agnis ou dhatuagnimandya. Madhumeha é um distúrbio metabólico complexo que resulta do dhatuagni mandhya. Todas as actividades metabólicas são governadas por Agni e o seu desarranjo leva a muitos distúrbios metabólicos e madhumeha é um deles.

Agni funciona ao nível de jatharagni, bhutagni e dhatwagni.

Quando funciona corretamente, todos os dhatu são nutridos e formados corretamente. Mas quando há um desarranjo deste Agni, então os dhatu não são nutridos ou formados corretamente.

No caso de Avaranjanya madhumeha devido a kaphakara Nidana, dhatuagnimandya e particularmente medo dhatu agnimadya desenvolve-se e devido a este excesso mas Sama medodhatu é cultivado levando a mais vitimação de dhatu específico que obstrui o gati de vata levando à sua provocação.

Devido a esta provocação de vata, jatharagni é estimulado levando ao aumento do apetite. Este ciclo continua. Portanto, em madhumeha, o dushyadushti ocorre principalmente na forma de vriddhi refletindo dhatuagnimadya. Devido ao medodhatuagnimandya, há menos nutrição de outros dhatus, o que resulta em kshaya lakshana de majja e shukra dhatu.

6.Ama:-

Medogatama produzido devido a jatharagnimandya e dhatuagnimandya Sushruta descreveu o papel do Ama na patogénese de várias doenças.

Ele menciona que o samprapti de prameha tem sua origem apenas no Ama, ou seja, desde o início agnimandya foi desenvolvido devido ao guru snigdha ahara e avyayamada vihara, o que leva à produção de Ama.

Dalhana acrescenta que não só o dosha mas também o meda dhatu são a forma de Ama.

Ama significa tudo o que permanece na forma não digerida, sendo prejudicial para o corpo. É Apakav (não digerido), asyakta (Shaithilya), daurgandhya, picchila na natureza e produz gatrasuptata. Neste samprapti de prameha também obtemos o domínio de Ama em relação a kapha dosha, meda dhatu, mamsadhatu e kleda.

O kapha e o meda não digeridos actuam como um Ama que vicia o mutravaha srotasa, conduzindo a prameha. Esta viciação tem a forma de obstrução do srotasa.

7) Adisthan: -

Basti.

8) Udbhavsthan: -

Amashaya.

9. Upadrava

Putimamsa e pramehapidaka, etc.

De acordo com Madhavnidana[37] updrava de

a) kaphaj prameha- Aruchi,kasa,pratishyay, chhardi

b) Pittaj prameha- Jwara, Daha, Murchha etc.

c) Vataj Prameha - Kampa, Hridgraha, Nidranash, etc.

Quadro n.º 6 Sintomatologia e sua relação com dosha e dushya

Sr.No.	Dosha	Natureza do vício	Srotasa Implicados	Lakshanotpatti
1	Kapha	Vriddhi	Sarva Sharira	1. Jatilbhavkesheshu 2. Madhuryamasya 3. Alasya 4. Shithilangata 5. Snigdhagatrata 6. Picchilagatrata 7. Nidra, Tandra 8. Madhura e Shukla Mutrata
2	Pitta	Vriddhi	Sarva Sharira	1. Bahuashitva 2. Pipasa

				3. Hastapadtaldaha
				4. Paridah
				5. Visrasharir Gandha
3	Vata	Vriddhi	Sarva Sharira	1. Sada
				2. Karsuptata
				3. Padsuptata
				4. Angasuptata
				5. Karshya

Quadro n.º 7Sintomatologia e sua relação com dosha e dushya

Sr.No.	Dosha	Natureza do vício	Srotasa Implicados	Lakshanotpatti
1	Rasa	Vriddhi e Dushti	Rasavaha Udakvaha	1. Gaurava 2. Sada 3. Tandra 4. Sthaulya e Krusha Angata 5. Mukha, Talu e Kantha Shosha
2	Raktavaha	Dushti	Raktavaha	1. Vidradi 2. Ruksha (Sahaj Pramehi)
3	Mamsa	Dushti	Mamsavaha	1. Putimamsa Pidika 2. Shaithilya 3. Talu, Gala, Jivha, Danteshu, Malotpatti
4	Meda	Dushti, Vriddhi	Medovaha	1. Sthoulya 2. Atikshudha 3. Atitrushna 4. Daurgandhya 5. Daurbalya 6. Swedavriddhi
5	Majja	Dushti, Vriddhi	Majjavaha	1. Netragaurava 2. Angagaurava 3. Murcha
6	Shukra	Dushti, Kshaya	Shukravaha	Klaibya

7	Kleda	Vriddhi, Dushti	Mutravaha Suábia	1. Mutradosha 2. Prabhutmutrata 3. Avilamutrata 4. Swedavriddhi
8	Sueca	Vriddhi, Dushti	Swedvaha	1. Swedvriddhi 2. Daurgandhya 3. Paridaha 4. Shlakshnagatrata
9	Oja	Kshaya	Sarvasharir	1. Daurbalya 2. Gurugatrata 3. Tandra, Nidra 4. Murcha

CLASSIFICAÇÃO DE PRAMEHA:-

Brahattrai e madhavnidan classificaram as doenças prameha com base na dominância doshik, como se pode ver no quadro seguinte.

Quadro n.º 8

A)   Classificação de prameha de acordo com diferentes aacharya.

Sr. Não.	Kaphajmeha	Charak	Sushrut	Vagbhat	Madhavnidan
1	Udakameha	+	+	+	+
2	Ikshuvalikameha	+	+	Ikshumeha	Ikshumeha
3	Sandrameha	+	+	+	+
4	Sandraprasadmeha	+	Pistameha	Pistameha	Pistameha
5	Shuklameha	+	Surameha	Surameha	Surameha
6	Sheetmeha	+	Lavanmeha	+	+
7	Siktameha	+	+	+	+
8	Shanaimeha	+	+	+	+
9	Alalmeha	+	Phenmeha	Lalameha	Lalameha
10	Shukrameha	+	+	+	+

Pittaj Meha					
1	Ksharmeha	+	+	+	+
2	Kalameha	+	Amlameha	+	+
3	Nilmeha	+	+	+	+
4	Lohitmeha	+	Shonitmeha	Raktameha	Raktameha
5	Manjistameha	+	+	+	+
6	Haridrameha	+	+	+	+
Vatajameha					
1	Vasameha	+	+	+	+
2	Majjameha	+	Sarpimeha	+	+
3	Hastimeha	+	+	+	+
4	Madhumeha	+	Kshaudrameha	+	+

Nota: - No quadro anterior: -   Sinal "+" = presente

E   sinal "-" = ausente

Pode afirmar-se que a classificação do prameha foi efectuada com base na predominância do dosha, no envolvimento do dushya e na natureza da eliminação da urina.

B)   Classificação de acordo com o prognóstico[38] :-

Quadro n.º 9

N.º Sr.	Sadhya (curável)	Yapya (Paliativo)	Asadhya (Incurável)
1	Kaphaja	Pittaja	Vataja
2	Obeso	Não muito obeso	Asténico
3	Adquirida	Adquirida	Hereditário
4	Fase inicial	Fase aguda	Fase avançada
5	Sem complicações	Com complicações	Com complicações

C) Classificação com base em vários aspectos pelos acharyas

Quadro n.º 10

N.º Sr.	Acharya	Tipo - 1	Tipo - 2
1	Sushruta	Sahaja prameha	Apatia e emoção

		(Diabetes hereditária)	(Diabetes adquirida)
2	Charak	Sthula prameha (Diabetes obeso)	Krusha Prameha (Diabetes magra)
3	Vagbhata	Dhatukshayjanya prameha	Doshavrutjanya prameha (Avaranjaya prameha)
4	Bhel	Prameha de Prakrutij	Swakrut prameha

DE ACORDO COM SHUSHRUTA -[39]

- Sahaja (Hereditário):-

O termo Sahaja foi descrito por Sushruta e a sua etiologia é "Bija Dhosha" e o doente é magro, magro e emaciado e Charka também narrou o termo "Jatuprumehi" por causa de bijadhosha e hi enfatizou que tem kulaj vikara. Por conseguinte, pode ser definida como "origem genética" e pode ser comparada com a diabetes mellitus de tipo 1.

- Apathyanimittaja (Adquirida):-

O termo apathynimittaja foi narrado por sushruta com os factores etiológicos, ou seja, su. Chi. 11/3Pode ainda ser classificada em 2 tipos:-

1) Avaranjanya:-.

A patogénese Avaranjanya ocorre devido a factores etiológicos que levam à vitimação de khapha, pitta, meda e mamsa. A patogénese Avaranjanya ocorre devido a factores etiológicos que levam à vitimação de khapha, pitta, meda e mamsa, o que provoca o Avarana de Vata Dosha levando à sua proposição e manifestação de Madhumeha.

2) Dhatukshayjanya:-.

A patologia Dhatukshayjanya ocorre devido ao esgotamento dos dhatus devido a   Factores etiológicos viciados em Vata

DE ACORDO COM CHARAK[40]

- Sthul pramehi

- Krush pramehi

No chikista shtan, Charaka classificou os doentes de prameha em dois grupos principais, ou seja, sthul pramehi e krusha pramehi. Ao descrever o tratamento do prameha, Susruta também mencionou que a constituição corporal do sahaja pramehi é geralmente Krisha (magro) e a do apathynimitaja pramehi é sthul (obeso).

<u>DE ACORDO COM VAGBHATA</u>[41-42]

- Dhatukshayjanya

- Doshaavrutjanya (Avaranjanya)

- Santarpanjanya e Aptarpanjanya

Esta classificação baseia-se principalmente na sobrenutrição e na subnutrição. O santarpanjanya Prameha pode ser correlacionado com o Avaranjanya Prameha e o Apatarpanjanya pode ser correlacionado com o dhatukshayjanya Prameha.

SADHYASADHYATA: [43-44]

Pramehas de Kaphaja - Sadhya

Práticas de Pittaja - Yapya Práticas de Vataja - Asadhya

ARISTA LAKSHANAS: [45]

Se as moscas estiverem agarradas ao corpo de uma pessoa, mesmo que ela tenha tomado banho e pintado os membros com substâncias perfumadas, também indica que essa pessoa será afetada por prameha e poderá morrer devido à doença.

CHIKITSA:[46]

1) Nidana parivarjana

2) Samshodana

3) Samshamana

1) Nidana Parivarjana:

Kapha vardaka ahara vihara deve ser evitado, ou seja, madhura, sheeta, snighda, guru aharas e viharas como a falta de exercícios, a preguiça, os hábitos sedentários.

2) Samshodana:

Krisha pramehi - Tratamentos de Brahana ou santarpana. Evita-se Samshodana. Sthula pramehi-Snehana, Swedana, Samshodana como vamana, virechana, etc. podem ser efectuados.

3) Samshamana:

Inclui Deepana, pachana, kshut, trut, vyayama, atapa, maruta. De acordo com as condições dos doshas e dushyas viciados, o vaidya deve sugerir o shamana chikitsa adequado ao paciente.

Os medicamentos de eleição são os seguintes

- ✓ Patras: Arani, nimbi, parijatha, mesha shringi, shobhanjana, shaliparni
- ✓ Moolas: Athivisha (kanda&moola), ananda moola, haridra, daru haridra, shalmali, vacha, pippalimoola, lashuna.
- ✓ Panchanga: Apamarga, kulatha, padola, pada, rakta chandana
- ✓ Twak: Agaru (kashta sara), asana (kashta sara), arjuna, khadira (kashta sara)
- ✓ Phala: Triphala, aragwada, nimba, padola, jambu, shobanjana, tinduka
- ✓ Pushpa: Kapitha, kudaja. dhataki, nagakesara, palasha, roheetaka
- ✓ Kanda: Gudoochi, usheera, kaduki
- ✓ Niryasa: Hingu
- ✓ Beeja: Tuvaraka, vidanga, priyangu, nimbi, mareecha, etc.

PREVENÇÃO DE PRAMEHA :[47]

Ao explicar os nidanas, Charaka descreveu quem é mais propenso a contrair a doença

-Manda Utsahi- Pessoa pouco entusiasta que não efectua quaisquer movimentos.

-Atisthula-   Obeso

-Atisnighda-   Mais untuoso

-Mahashana-   A levar mais comida.

Diz-se que desenvolvem a terrível doença prameha que, por sua vez, é a causa da morte. Tal como os pássaros são atraídos para as árvores onde se encontram os seus ninhos, do mesmo modo, as pessoas que comem mais e têm aversão ao banho e ao exercício físico desenvolvem prameha que conduz à morte.

UPADRAVA :[48]

Sede, diarreia, febre, sensação de queimadura, fraqueza, anorexia, indigestão, Pidakas como alaji, vidradhi aparecem durante a fase crónica da doença.

<h1 style="text-align:center"><u>REVISÃO MODERNA</u></h1>

PRÉ-DIABETES:

- **ETMOLOGIA:**

Pré significa   1antes

2Prévio ao <u>aparecimento</u> da <u>diabetes</u>; assim, indicando a

Provável aparecimento futuro de diabetes ou Antes do

diagnóstico .[49]

Diabetes significa 1. passar através de

-                                    2.Qualquer uma das várias doenças caracterizadas por uma

carga excessiva de urina   carga excessiva de urina .[50]

- **SINÔNIMOS:**

  ✓ Diabetes precoce

  ✓ Tolerância à glucose diminuída

  ✓ Glicemia de jejum alterada

  ✓ Pré-diabetes

- **DEFINIÇÃO:**

<u>A)PRÉ-DIABETES</u>:

  ✓ Condição caracterizada por níveis ligeiramente elevados de glucose no sangue, considerada como indicativa de que uma pessoa está em risco de progredir para diabetes tipo 2 .[51]

  ✓ A tolerância à glucose diminuída é uma condição em que o açúcar no sangue não é suficientemente elevado para ser classificado como diabetes ou fator de risco para a diabetes tipo 2 .[52]

  ✓ A tolerância à glucose diminuída descreve um grupo de risco intermédio entre a diabetes mellitus e o normal .[53]

  ✓ Este grupo foi definido como tendo glicemia de jejum diminuída FPG (100 mg/dl - 125 mg/dl) (5,6 mmol/l - 6,9 mmol/l) ou tolerância à glicose diminuída OGTT [140 mg/dl - 199 mg/dl] [7,8 mmol/l - 11,0 mmol/l][54]

<u>B)DIABETES MELLITUS</u>:-

✓ A diabetes mellitus é uma síndrome de hiperglicemia crónica devida a uma deficiência relativa de insulina, a uma resistência ou a ambas.[55]

✓ De acordo com a OMS, a diabetes mellitus é definida como uma doença metabólica de etiologia múltipla caracterizada por hiperglicemia crónica com perturbações do metabolismo dos hidratos de carbono, das gorduras e das proteínas resultantes de defeitos na secreção de insulina, na ação da insulina ou em ambas.[56]

- **CLASSIFICAÇÃO:** [De acordo com a Associação Americana de Diabetes].[57]

  ➢ **Diabetes mellitus tipo 1 10%**

  [Anteriormente designada por insulinodependente ou diabetes de início juvenil].

  ✓ DM tipo 1A: Imunomediada

  ✓ DM tipo 1B: Idiopática

  ➢ **Diabetes mellitus tipo 2 80%**

  [Anteriormente designada por diabetes não insulino-dependente ou de início na maturidade].

  ✓ DM tipo 2A: Predominantemente resistência à insulina

  ✓ DM tipo 2B: Predominam os defeitos da secretaria de insulina

  ➢ **Outros tipos específicos de diabetes (10%)**

  ✓ Defeitos genéticos da disfunção das células beta. Ex. MODY 1-6

✓ Defeitos genéticos na ação da insulina. Por exemplo, resistência à insulina de tipo A

✓ Doença do pâncreas exócrino. Ex. Pancreatectomia

✓ Endocrinopatias: Acromegalia, doença de Cushing, etc.

✓ Fármacos ou substâncias químicas induzidas. Ex: Glucocorticóides.

✓ Infecções. Por exemplo, rubéola congénita.

✓ Formas pouco comuns de diabetes imunomediada. Por exemplo, a síndrome de Stiffman.

✓ Outra síndrome genética. Por exemplo, síndroma de Down

> **Diabetes gestacional**

- **ETIOLOGIA**: [58]

Tabela. N.º 11 Etiologias da Diabetes mellitus

Diabetes tipo 1 (IDDM)	Diabetes tipo 2 (NIDDM)
1. Genética	1. Genética
2. Factores ambientais	2. Factores ambientais
• Vírus	- Estilo de vida -Obesidade
• Dieta	- Malnutrição no útero - Pode causar danos
• Stress	desenvolvimento de células beta
3. Factores imunológicos	3. Idade
4. Patologia pancreática	4. Gravidez

PRINCIPAIS FACTORES DE RISCO DA DIABETES MELLITUS TIPO 2 [59]

[Recomendações da ADA, 2007].

✓ História familiar de DM tipo 2.

✓ Obesidade.

✓ Inatividade física habitual.

✓ Raça e etnia (negros, asiáticos, habitantes das ilhas do Pacífico)

✓ Identificação prévia de glicemia de jejum diminuída ou tolerância à glicose diminuída.

✓ História de DM gestacional ou parto de bebé com peso superior a 4 kg.

✓ Hipertensão.

✓ Dislipidemia (nível de HDL < 35 mg/dl) ou (triglicéridos > 250 mg/dl).

✓ Doença do ovário poliquístico e acantose nigricans.

✓ História de doença vascular.

- **METABOLISMO NORMAL DA INSULINA:**

O principal estímulo para a síntese e libertação de insulina é a glucose. As etapas envolvidas na biossíntese, libertação e ação da insulina são as seguintes

➤ **Síntese:**

A insulina é sintetizada nas células beta dos ilhéus pancreáticos de Langerhans:

1. É inicialmente formada como pré-proinsulina.

2) A proteólise subsequente remove o péptido sinal amino terminal, formando a proinsulina.

3. A clivagem posterior da pró-insulina dá origem às cadeias A (21 aminoácidos) e B (30 aminoácidos) da insulina, ligadas entre si por um segmento de ligação denominado péptido C.

➤ **Libertar:**

A glucose é o principal regulador da secreção de insulina pelas células beta através de uma série de passos.

1. Hipoglicemia (nível de glucose inferior a 70 mg/dl ou inferior a 3,9 mmol/L)

Estimula o transporte para as células beta de um transportador de glucose, o GLUT2.

2. A glucocinase, um fator de transcrição das ilhotas, provoca a fosforilação da glicose.

3. O metabolismo da glucose em glucose - 6 - fosfato por glucólise gera ATP.

4. A produção de ATP altera a atividade dos canais iónicos na membrana, o que estimula a libertação de insulina   libertação de insulina.

Ação: Metade da insulina segregada pelas células beta na veia porta é degradada no fígado, enquanto a restante metade entra na circulação sistémica para atuar nas células-alvo.

- **PATOGENESE:**

DM TIPO 1

O fenómeno básico da DM tipo 1 é a destruição da massa de células beta, que geralmente conduz a uma deficiência absoluta de insulina. Pode ser explicado com base em 3 mecanismos mutuamente interligados: suscetibilidade genética, factores auto-imunes e determinados factores ambientais.

> ✓ À nascença, os indivíduos com suscetibilidade genética para esta doença têm uma massa normal de células beta.
>
> ✓ As células beta actuam como auto-antigénios e activam os linfócitos T CD4+, provocando a destruição imunitária das células beta pancreáticas por fenómenos auto-imunes e que demoram meses a anos. As caraterísticas clínicas da diabetes manifestam-se depois de mais de 80% da massa de células beta ter sido destruída.

O desencadeamento do processo autoimune parece ser um fator infecioso ou ambiental que visa especificamente as células beta.

DM TIPO 2

O defeito metabólico básico na DM tipo 2 é o atraso na secreção de insulina em relação à carga de glicose (secreção deficiente de insulina) ou a incapacidade dos tecidos periféricos de responderem à insulina (resistência à insulina).

A DM tipo 2 é uma doença heterogénea com uma etiologia mais complexa e é muito mais comum do que o tipo 1, mas sabe-se muito menos sobre a sua patogénese. Vários factores têm sido implicados, mas a associação HLA e os fenómenos auto-imunes não estão implicados.

> ✓ Factores genéticos

✓ Factores constitucionais

✓ Resistência à insulina

✓ Secreção de insulina diminuída

✓ Aumento da síntese hepática de glicose

Na sua essência, a hiperglicemia na DM tipo 2 não se deve à destruição das células beta, mas sim à incapacidade das células beta de satisfazerem as necessidades de insulina do organismo. A sua patogénese pode ser resumida através da interligação dos factores acima referidos:

✓ A DM tipo 2 é uma doença multifatorial mais complexa.

✓ O papel dos defeitos genéticos e da hereditariedade é mais importante.

✓ Os dois principais mecanismos da hiperglicemia na DM tipo 2 - a resistência à insulina e a secreção deficiente de insulina - estão interligados. Enquanto a obesidade desempenha um papel na resistência à insulina, a secreção deficiente de insulina pode ser causada por muitos factores constitucionais

✓ O aumento da síntese hepática de glucose no período inicial da doença contribui para a hiperglicemia.

- **Diferenças entre diabetes mellitus tipo 1 e tipo 2**

Tabela.N.º 12 Diferenças da Diabetes mellitus tipo 1 e 2

	TIPO 1	TIPO 2
1.	Trata-se da Diabetes Insulino-Dependente mellitus(IDDM) (i.e. Deficiência absoluta de insulina)	Estes são não dependentes de insulina Diabetes mellitus (NIDDM) (Parcial ou Deficiência relativa de insulina).
2.	Estes são designados por "tipo juvenil" de DM	Estes são os chamados tipos de DM de "início na maturidade"
3.	É comum entre os jovens com menos de 30 anos de idade.	É comum em pessoas com mais de 30 anos Anos de idade.

4.	O seu aparecimento é súbito.	O seu aparecimento é gradual.
5.	Os doentes são geralmente magros.	Os doentes são geralmente obesos.
6.	A obesidade não é um "fator de risco".	A obesidade é um "fator de risco".
7.	Tem HLA (Leucócitos Humanos Antigénio) associada a uma predisposição genética.	Não está ligada ao HLA.
8.	Está associado a outros sistemas de controlo automóvel. doenças imunitárias.	Não está associada a doenças auto - imunes Doenças.
9.	A descompensação metabólica aguda leva à morte súbita.	Descompensação metabólica crónica conduz a complicações.
10.	É provável que ocorram complicações De repente e são fatais.	As complicações ocorrem lentamente, resultando em incapacidade irreversível e morte.
11.	Não está associada à obesidade e Em atividade.	Está associada à obesidade e à subnutrição atividade.
12.	É comum nos homens.	É comum nas mulheres.
13.	A história familiar está normalmente ausente.	A história familiar está normalmente presente.

Nota: Pode ocorrer sobreposição na idade de início, na duração dos sintomas e na história familiar.

- **CRITÉRIOS REVISTOS PARA O DIAGNÓSTICO DA DIABETES**: [60]

[De acordo com a AMERICAN DIABETES ASSOCIATION, 2018]

Valor de glicose no plasma

Valor do jejum (durante > 8 horas)

Inferior a 100 mg/dl (< 5,6 mmol/L) - Valor normal em jejum

100 - 125 mg/dl (5,6 -6,9 mmol/L) - Glicemia de jejum alterada

126 mg/dl (7,0 mmol/L) ou mais - Diabetes mellitus

Duas horas após 75 g de carga oral de glucose

< 140 mg/dl (< 7,8 mmol/L)-TGT pós prandial normal

140 -199 mg/dl (7,8 -11,1 mmol/L) - Tolerância à glicose pós-prandial diminuída (IGT)

200 mg/dl (11,1 mmol/L) ou mais - D.M

Valor aleatório

200 mg/dl (11,1mmol/L) ou mais num doente sintomático D.M

- **OUTRAS INVESTIGAÇÕES:** (De acordo com Harsh mohan)

    1. Análise de urina

        ✓ Glucosúria (teste qualitativo de Benedicts)

        ✓ Glucosúria renal

        ✓ Glicosúria

        ✓ Cetonúria

    2. Hemoglobina glicosilada (HbA1C)

3. Albumina glicada

    4. GTT

        ✓ Alargado

        ✓ GTT intravenoso

        ✓ GTT preparado com cortisona

5. ensaio de insulina

6. ensaio de proinsulina

7. Ensaio do péptido C

8 Autoanticorpos das ilhotas

9. Rastreio das complicações associadas à diabetes

- **CARACTERÍSTICAS CLÍNICAS:** [61]

Pode ser apreciado que a hiperglicemia na DM não causa uma única doença, mas está associada a numerosas doenças e não à obesidade.

- ➢ **DM TIPO 1**

  - ✓ Os doentes com DM tipo 1 manifestam-se normalmente numa idade precoce, geralmente abaixo dos 35 anos.

  - ✓ O início dos sintomas é frequentemente abrupto.

  - ✓ Na apresentação, estes doentes têm poliúria, polidipsia e polifagia.

  - ✓ Os doentes não são obesos, mas apresentam uma perda de peso geralmente progressiva.

  - ✓ Os doentes são propensos a desenvolver complicações metabólicas como a cetoacidose e episódios de hipoglicemia.

- ➢ **DM TIPO 2**

  - ✓ Esta forma de diabetes manifesta-se geralmente a meio da vida ou mais tarde, geralmente a partir dos 25 anos.

  - ✓ O início dos sintomas na DM tipo 2 é lento e insidioso.

  - ✓ Geralmente, o doente é assintomático quando o diagnóstico é feito com base na glicosúria ou hiperglicemia durante o exame físico ou pode apresentar-se com poliúria e polidipsia.

  - ✓ Os doentes são frequentemente obesos e apresentam fraqueza inexplicável e perda de peso.

  - ✓ As complicações metabólicas, como a cetoacidose, são pouco frequentes.

- • **SINTOMAS DE HIPERGLICEMIA ASSOCIADOS À DIABETES**[61]

  - ✓ Sede, boca seca

  - ✓ Poliúria

  - ✓ Noctúria

  - ✓ Cansaço, fadiga, irritabilidade, apatia

  - ✓ Alteração recente do peso

✓ Borrão da visão

✓ Prurido vulvar, balanite (candidíase genital)

✓ Náuseas; dor de cabeça

✓ Hiperfagia ; predileção por alimentos doces

Normalmente, as pessoas que sofrem de pré-diabetes não apresentam quaisquer sintomas. No entant, por vezes, alguns casos podem apresentar sintomas de diabetes. (ou seja, sintomas semelhantes aos da diabetes de tipo 2).

- **FACTORES ASSOCIADOS AO AUMENTO DA MORTALIDADE E DA MORBILIDADE NOS DOENTES DIABÉTICOS:**[62]

  ✓ Duração da diabetes

  ✓ Idade precoce do início da diabetes

  ✓ Hb glicada elevada

  ✓ Aumento da tensão arterial

  ✓ Proteinúria; microalbuminúria

- **PREVENÇÃO PRIMÁRIA DA DIABETES:** [63]

Do ponto de vista da saúde pública, a única forma rentável de lidar com a diabetes é preveni-la. A diabetes de tipo 2 está associada a um estilo de vida abastado que é suscetível de criar indivíduos geneticamente predispostos que comem demasiado e fazem pouco exercício. Uma educação para a saúde eficaz tem mostrado resultados prometedores na prevenção primária da diabetes tipo 2. O rastreio da diabetes (sobretudo em grupos de alto risco, como os familiares em primeiro grau de casos conhecidos) e um tratamento mais vigoroso e precoce da tolerância à glicose diminuída poderiam reduzir a incidência de doenças vasculares graves nesses doentes.

- **GESTÃO:**[64]

➢ <u>GESTÃO DIETÉTICA</u>

  ✓ Eliminar os sintomas gerais de hiperglicemia.

  ✓ Reduzir a glucose no sangue e minimizar as flutuações.

✓ Conseguir a redução de peso em doentes obesos para reduzir a resistência à insulina, a hiperglicemia e a dislipidemia.

✓ Evitar a hipoglicemia associada a agentes terapêuticos (insulina, sulfonilureias)

✓ Evitar o peso associado ao agente terapêutico (insulina, sulfonilureias, tiazolidinedionas)

COMO GERIR: [65]

✓ Perda de peso intensiva

✓ Intervenção no estilo de vida.

✓ Exercício físico regular

As alterações do estilo de vida podem ajudar muitas pessoas com pré-diabetes a retardar ou mesmo a evitar o aparecimento de uma diabetes completa.

Controlo do peso:

Perder o excesso de peso para manter o peso dentro dos valores normais para a altura pode reduzir o risco de diabetes tipo 2.

Exercício:

Estudos demonstraram que o exercício moderado durante 30 minutos por dia, como andar de bicicleta, nadar ou caminhar rapidamente, ajuda a prevenir e a gerir a diabetes.

Nutrição:

Refeições saudáveis (com um equilíbrio entre proteínas magras, legumes e cereais integrais) podem ajudar a evitar que a pré-diabetes se transforme em diabetes.

Controlo da tensão arterial:

Reduzir a ingestão de gorduras trans reduz o colesterol LDL e aumenta o colesterol HDL.

<u>**Formação académica:**</u>

A educação do doente é uma componente integral e importante da gestão da diabetes

- **TRATAMENTO A LONGO PRAZO DA DIABETES:**[66]

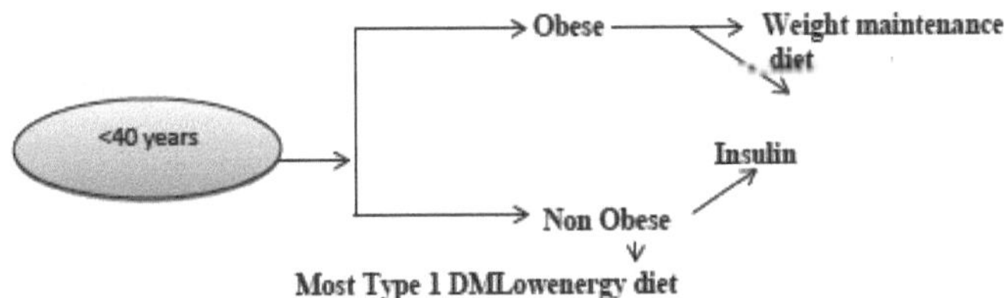

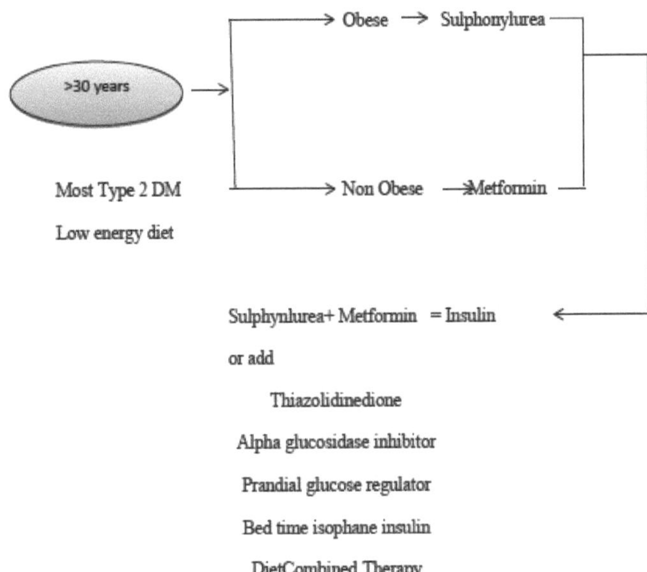

REVISÃO SOBRE CAMINHADAS RÁPIDAS:

> **ETMOLOGIA**[67]

Brisk - Rápido na maneira ou no movimento: enérgico.

- Marcado pela rapidez, vivacidade e vigor; enérgico.[68]

- Animado e rápido; vigoroso

Andar - que se move para a frente e para trás ou para cima e para baixo[69]

> **DEFINIÇÃO:** [70]

Andar a pé: Andar a pé pode ser definido como uma deslocação de lazer a pé com passos alternados.

Caminhada rápida:[71]

1) É um dos melhores exercícios aeróbicos que pode ajudar a queimar calorias e a manter-se em forma e saudável.

2) Em caminhadas rápidas - deve haver uma combinação de rapidez, atenção e

Inspiração/entusiasmo e a pessoa deve sentir que está a caminho de descobrir

algo muito aventuroso.

De acordo com a OMS, a Associação Americana de Diabetes e a Federação Internacional de Diabetes, 30 minutos de exercício físico por dia podem reduzir   em 40% o risco de desenvolver   diabetes tipo 2, quer através de caminhadas rápidas, dança, natação ou ciclismo, etc.

> **SINÔNIMOS:**

Adhwa

> **REFERÊNCIAS DE CAMINHADAS EM SAMHITAS:**

De acordo com Sushruta, a pessoa deve mendigar comida e caminhar durante 100 yojanas ou mais. A prática de exercício físico regular, luta livre, desportos activos, andar a cavalo ou de elefante ou de carruagem, longas caminhadas, viagens pedestres, prática de tiro com arco, lançamento de dardos, etc. [72]

O doente de diabetes que não tem dinheiro deve fazer uma caminhada (a pé) de 100 yojanas (800-900 milhas aproximadamente) sem usar um guarda-chuva e calçado, aderindo ao modo de vida de um aspeta (vida disciplinada e dura), ou procurar sozinho um reservatório de água ou vaguear com um rebanho de vacas, substituindo o estrume e a urina das vacas. [73]

O mesmo é mencionado no **ashtanga hridaya**. Andar a pé causa perda de cor/complexidade kapha, obesidade e físico tenro [74]

De acordo com ashtanga sangraha, asya dá cor, aumenta kapha e gordura e causa demasiada delicadeza no corpo.

Adhwa é o oposto dos anteriores, na medida em que aumenta o poder digestivo, a força e o tempo de vida. [75]

Chankramana é reconfortante e provoca o movimento descendente de vata, cura a gota, a rigidez dos membros e a fadiga. [76]

CAMINHAR: [77]

60 doentes que preencham os critérios de diagnóstico e inclusão serão selecionados serão selecionados, independentemente do sexo, profissão, religião, etc., para o presente estudo clínico.

Para o presente estudo clínico, serão selecionados 30 doentes que preencham os critérios de diagnóstico e inclusão para patyaahara & Vihara (Briskwalking), independentemente do sexo, profissão, religião, etc.

- <u>Velocidade ideal para caminhar</u>:

A velocidade de marcha ideal é aquela em que somos capazes de falar com o nosso companheiro de marcha enquanto prosseguimos com a nossa sessão de marcha.

- <u>Tipos</u>:

A)   Caminhada de intensidade moderada

Refere-se a uma intensidade em que a pessoa pode estar a respirar um pouco mais forte do que o habitual, mas é capaz de manter uma conversa completa.

B)   Caminhada de alta intensidade:

Refere-se à capacidade de falar, mas apenas em frases curtas.

- <u>Pré-procedimento:</u>

O vestuário deve ser leve e macio durante o passeio. Deve preferir-se um vestido de algodão com deve ser preferido. A pessoa deve beber água suficiente para evitar a desidratação.

- <u>Procedimento:</u>

Caminhar rapidamente será diferente para cada indivíduo. Comece cada caminhada lentamente e aumente gradualmente o ritmo. Após cerca de cinco minutos, comece a andar um pouco mais depressa, para que a pessoa se sinta ligeiramente mais quente. Imagine que está atrasado para um compromisso. Uma forma de saber se está a caminhar rapidamente é fazer uma pausa durante a caminhada. Se não conseguir manter a conversa, então está a andar demasiado depressa.

Ao caminhar, tenha atenção à sua postura. Mantenha o pescoço e os ombros relaxados e contraia o abdómen. Caminhe com o queixo levantado e olhe para a frente, mas não para baixo. Mantenha os braços junto ao corpo. Um movimento normal de marcha utiliza os braços para contrabalançar o movimento das pernas. A forma ideal seria dobrar os braços a 90 graus e balançá-los naturalmente para a frente e para trás em oposição ao movimento das pernas.

O corpo não deve ser enrijecido para não criar stress. Deve haver inteligência com uma suavidade simples e natural dos músculos. O corpo, desde a cintura até à cabeça, deve estar ligeiramente inclinado para a frente, como na posição de corrida.

Durante a caminhada, a boca deve estar fechada e a respiração deve ser feita exclusivamente pelas narinas. Praticar a respiração profunda para que o ar fresco possa ser inalado para os pulmões até à profundidade máxima. Normalmente com Normalmente, com uma caminhada rápida, o padrão de respiração muda e aprofunda-se automaticamente. Durante a marcha, deve haver uma inspiração e uma expiração profundas.

- Procedimento de correio:

Após a caminhada, o caminhante deve ser aconselhado a descansar durante 15 minutos a 20   minutos e depois tomar banho com água fria ou quente.

- BENEFÍCIOS:

1) Perda de peso.

2) Fortalece o coração.

3) Fortalece os músculos e os ossos.

4) Melhora a saúde do cérebro.

5) Assegura um sistema cardiovascular mais saudável e mais forte.

6) Abranda o processo de envelhecimento.

- **REVISÃO SOBRE PATHYAHARA:**[78]

Derivação de pathya:

1) A palavra pathya deriva da raiz de pathin

2) A palavra pathyahara é composta por 2 palavras,

Pathya-que faz hitakaraka às srotomargas de acordo com o chikitsa

Ahara- A palavra "Ahara" deriva da raiz "Hrin harane", que significa "apostar em".[79]

- Derivação:[80]

Ahara é o alimento que é ingerido. Inclui todos os alimentos como comestíveis, lambíveis, bebíveis, etc.

Em **shabda kalpa druma** explica-se que a substância que deve ser ingerida ou engolida através da garganta se chama ahara. A palavra "anna" deriva da raiz "ann", unida a na pratyaya, que significa "tomar" ou "que nutre o corpo".

- SINÔNIMOS:[81]

Quadro n.º 13 Sinónimos de Ahara:

Jagadhi	Nyadaha	Bhaktam
Bhojanam	Pratyavasanam	Adyam
Ahara	Bhakthashanam	Annam
Leha	Abhyavaharam	Odanam
Jemanam	Vadanam	Didivi
Nighashaka	Nighasam	Bhissa

- DEFINIÇÃO de Pathya Ahara[82]

Patha significa shareera marga, onde há um fluxo de dosha, dhatu, malas são considerados. Charaka diz que o que não causa nenhum dano aos srotomargas e priya aos manas é considerado.

- IMPORTÂNCIA DO AHARA:[83]

Os corpos, bem como as doenças, são formados pelos alimentos, os alimentos saudáveis e os não saudáveis são responsáveis pela felicidade e pela miséria, respetivamente.

Nenhum medicamento é equivalente à alimentação. É possível tornar uma pessoa livre de doenças apenas com uma dieta adequada.

- PATHYAHARA ESTÁ EM PRAMEHA:[84]

Shyamaka , kodrava, uddala, godhuma, chanaka, adaki, kulatha, jangalamamsas, thikta, shaakas, yavannas, madhu, purana shaali, shashtika shaali, mudga, tila, sharshapa, masoora, leguminosas, folhas de gudoochi, kadalisaara, karavellaka, shigru, padola, moolaka, pata, legumes e folhas de lashoona, apakwa kadali, pepino, jambu, udumbhara, vrishkamla, vilwa, dadima, tila thaila, danti thaila, ingudi thaila, takra, mastu, chaga dugda, old jagery, harina, ena, lava, tittira, bida lavana, sarjika kshara, alimentos de sabor pungente, amargo e adstringente, madoodaka, navaneeta, mugadi yusha, urina de vaca, purana yava, etc.

- <u>APATHYAHARA EM PRAMEHA</u>

Taila, ghruta, guda, kanjika, madya, shukta (vinagre), kandamoola, ikshurasa, pishtanna, anupamamsa, audaka mamsa, navannapana, dadhi, sauveeraka, tushodaka, maireya, sura, asava, payas, amlapadarthas, gramya mamsa, jala, açúcar.

- <u>PATHYA VIHARAS EM PRAMEHA</u>

Prática de exercício físico regular, luta livre, desportos reais, andar a cavalo ou de elefante, longas caminhadas, percursos pedestres, prática de tiro com arco, lançamento de dardos

- <u>APATHYA VIHARAS EM PRAMEHA</u>

Ekasthana asana, diwa swapna, dhooma pana, swedana, maithuna, mutra Vega dharana

- <u>RESTRIÇÕES ALIMENTARES:</u> [85]

a) Aceder ao dicionário do património americano

1.   um sistema ou regime de dieta.

2.   um subsídio alimentar diário regulamentado.

3. Algo que restringe; uma regulamentação ou limitação

b) De acordo com o dicionário Webster's revised unabridged,

Aquilo que restringe; limitação; restrição.

<u>INDISPENSÁVEL PARA OS DIABÉTICOS</u>[86]

1. Coma seis pequenas refeições em vez de três por dia.

2. Incluir hidratos de carbono complexos como o ragi, a aveia, o trigo integral e o jowar.

3. Evitar os açúcares, o queijo, o óleo de coco, os fritos, o álcool e os alimentos processados.

4. Reduzir o consumo de açúcares simples, como o mel e o açúcar de cana.

5. Incluir gorduras saudáveis como o azeite, a soja e o farelo de arroz.

6. Inclua frutas frescas, vegetais de folha verde, carne magra e sem pele, claras de ovo, leite magro e aveia.

7. Não passar fome, mas limitar a ingestão de certos alimentos como as proteínas e a   e a quantidade total de alimentos.

8. Beber pelo menos 8 a 9 copos de água por dia.

9. Evitar o consumo de alimentos ricos em amido.

10. aumentar a ingestão de fibras, como sementes de linhaça, etc.

- De acordo com a ADA

Os indivíduos com pré-diabetes devem receber uma terapia médica e nutricional individualizada. Em indivíduos com excesso de peso e obesos resistentes à insulina, a perda de peso moderada tem demonstrado reduzir a resistência à insulina. Para a perda de peso, podem ser eficazes dietas com restrição calórica com baixo teor de hidratos de carbono ou de gordura.

- De acordo com o Times of India,

Hidratos de carbono:

A ingestão diária de hidratos de carbono deve ser de aproximadamente 50-60% da ingestão total de calorias. São preferíveis alimentos com hidratos de carbono de baixo índice glicémico, como aveia, arroz não polido, leguminosas integrais, feijão e legumes, frutos integrais como goiaba, maçã, etc.

Gorduras:

A gordura visível, sob a forma de óleo, manteiga, ghee, etc., e a gordura invisível dos cereais e leguminosas não devem fornecer mais de 30% da energia total. Esta deve ser obtida com 4-5 colheres de chá de óleo e cereais e leguminosas numa dieta de 1600 Kcal.

Proteínas:

A ingestão de proteínas deve ser efectuada em função do peso corporal. Um homem de 60 kg precisa de 60gms de proteína por dia, fornecidos por 9 porções de farinha de trigo integral, 2 tigelas de dal ou 2 pedaços de carne magra como frango ou peixe e 500 ml de leite de duas toneladas.

Sal:

Consumir menos de 5gm de cloreto de sódio por dia.

Açúcar e edulcorantes artificiais:

Os açúcares livres devem representar menos de 10% do total de calorias. Isto inclui todos os açúcares adicionados presentes no mel, xaropes e sumos de fruta. Os adoçantes artificiais podem ser utilizados com moderação.

Álcool:

O consumo excessivo e regular de álcool é prejudicial.

Água:

Beber 2,5-4 litros (conforme a sede) de água todos os dias.

Comer fora:

Coma refeições ligeiras saudáveis. Evite as bebidas gaseificadas e com elevado teor calórico, mas beba leite coalhado, água com lima fresca, etc.

TIPOS DE DIETA PARA DIABÉTICOS: [87]

1] Dietas de baixo valor energético para redução do peso.

2] Dietas de manutenção do peso.

<u>1] Dietas de baixo valor energético para redução do peso</u>:

As prescrições dietéticas que provocam um défice diário de 500 kcal proporcionam uma dieta realista e induzem uma perda de peso semanal de cerca de 0,5 kg. Uma redução rápida do peso pode provocar uma perda de tecido magro e, nos idosos, há que ter cuidado para evitar a omissão de nutrientes, vitaminas e minerais essenciais. A restrição calórica é essencial para o doente diabético obeso tratado com insulina e a maioria dos agentes orais, para tentar minimizar o aumento de peso que estes podem promover. Nestes indivíduos, a omissão de refeições ligeiras entre as refeições é frequentemente necessária.

<u>2] Dietas de manutenção do peso:</u>

Estes são necessários para indivíduos com um índice de massa corporal normal e, idealmente, devem ser ricos em hidratos de carbono e pobres em gordura.

ÍNDICE GLICÉMICO: [88]

Os alimentos individuais que contêm a mesma quantidade calórica de hidratos de carbono podem provocar uma resposta muito diferente nos níveis de glucose no plasma. Alguns hidratos de carbono, como o açúcar, aumentam rapidamente a glicose no sangue, enquanto outros, como o amido (batata, arroz), aumentam lentamente. Estas variações podem ser quantificadas através do índice glicémico. As dietas com baixo índice glicémico são preferíveis. O índice glicémico de alguns alimentos é o seguinte

100 %	Glicose
80 - 90 % maltose,	Flocos de milho, cenouras, pastinacas e batatas (puré), mel, idli, sundal.
70- 79 % uppama.	Pão (integral), painço, arroz (branco), feijão, batata (nova),

60 - 69%   Pão (branco), paratha (trigo), arroz (castanho, não descascado), trigo desfiado   trigo, beterraba, banana, passas, grama   grama   verde germinada, sacarose.

50 - 59 %   Trigo mole, aletria (branca), ervilhas (congeladas), pongal, milho doce, batatas fritas   batatas fritas.

40-49 %   Massa (integral), papas de aveia (dália), feijão, batata (doce), laranjas (sumo), ervilhas (secas), bengalgrama, grama preta.

30 - 39 %   Feijão-frade, grão-de-bico, maçã, leite magro, requeijão/iogurte, sopa de tomate, gelado   sopa de tomate, gelado.

20 - 29 %   Feijão vermelho, lentilhas (todos os daals), frutose, rajmaah.

10 - 19%   Soja, amendoim.

A tabela de dieta Tabela n.º 14

Horário do dia	Conteúdo da dieta	Calorias
De manhã cedo	Chá verde / de ervas	50 Cal
(5-6 AM)	Sumo de Amalaki/ Sumo de Aleovera/ Sumo de legumes verdes Methi (sementes de feno-grego) em pó 5 g com água morna água.	
Pequeno-almoço (8-9h)	1 chávena de chá sem açúcar com leite - 60 cal	200-300 cal
	1 tigela pequena - Dália/flocos de trigo/aveia/branco de ovo/	
	Rebentos bhel/ pohe/Upma/	

1 Roti de trigo com legumes-180 cal

Frutas (11-12h)	Amla/Laranja/Maçã/Pera/Ameixa/Pêssego/Pomigran eta	60 cal
Almoço (1-2 PM)	1 tigela de dal (Mudga/Arahar+Mudga/Masura)-150 cal 1 taça de vegetais de folha verde-200 cal Arroz (arroz castanho/não polido) - Pequena quantidade - 50 cal 2-3 Roti (Trigo 1 parte+Aveia/jawar ½ parte)- 150-200 cal Salada (pepino+cebola+tomate, etc.) - 20 cal Leitelho/água limonada ½ copo Pós-almoço Sono diurno contraindicado	500-600 cal
Pequena refeição (4-5PM)	1 chávena de chá sem açúcar com leite 50 cal Bolachas de ragi/ Araruta- 2 bolachas-50 cal/ Fruta - 60 cal Bhel de rebentos	150-250 cal
Jantar (7-8 PM)	Deve ser consumido como o almoço, mas metade da quantidade	300-400 cal
Leite (9.30-10 PM)	150 ml de leite de vaca	100 cal

MATERIAIS E MÉTODOS

FONTE DE DADOS:

MATERIAIS:

Foram selecionados   60 doentes que preenchiam os critérios de diagnóstico e de inclusão, independentemente do sexo, profissão, religião, etc., para o presente estudo clínico nos grupos A e B.

Desenho do estudo:

Grupo A- Tamanho da amostra-30

Os doentes que estavam a tomar uma dose estável de medicamentos antidiabéticos foram aconselhados a fazer Pathyahara (tabela de dieta) e Vihara (caminhada rápida) e o acompanhamento foi feito de 30 em 30 dias durante 6 meses

Grupo B - Tamanho da **amostra** - 30

Os doentes que estavam a tomar uma dose estável de medicamentos antidiabéticos apenas e o acompanhamento foi efectuado de 30 em 30 dias durante 6 meses.

MÉTODO:

- *Apenas para o grupo A*

1. BRISKWALKING:

Procedimento prévio:

Foi pedido às doentes que usassem vestidos de algodão largos e sapatos ajustados

Foi-lhes pedido que bebessem água suficiente para evitar a desidratação.

Foi-lhes pedido que fizessem um aquecimento durante cerca de 10 minutos.

Procedimento:

Os doentes foram convidados a caminhar durante 30 minutos.

Procedimento de correio:

Os doentes foram convidados a repousar durante 10-15 minutos e, em seguida, a tomar banho.

2. PATHYAHARA:

Foi dado aos doentes do Grupo "A" um plano de dieta   padrão para seguir.

FONTE CLÍNICA:

60 pacientes com diabetes de tipo 2 foram selecionados a partir de OPD e de campos especiais realizados pela J.G.C.H.S.AYURVEDIC MEDICAL COLLEGE, GHATAPRABHA. Os doentes foram selecionados por procedimento de amostragem aleatória de acordo com os sinais, sintomas e investigações clássicos, independentemente do sexo, religião, profissão e estatuto socioeconómico.

CONCEPÇÃO DO ESTUDO:

Foram selecionados pelo menos 60 doentes com Diabetes Mellitus tipo 2 que tomavam medicamentos antidiabéticos. Foram divididos em dois grupos compostos por 30 doentes em cada grupo, nomeadamente o Grupo A (Brisk walking e Pathyahara) e o Grupo B (doentes que não são aconselhados a fazer Brisk walking e Pathyahara).

DURAÇÃO DO ESTUDO

A duração total do estudo foi de 180 dias. Neste acompanhamento foi efectuado aos 30th dias, 60 dias, 90 dias, 120 dias, 150 dias e 180 dias

CRITÉRIOS DE INCLUSÃO:

- ✓ Idade dos pacientes entre 25 e 60 anos (Masculino/Feminino)
- ✓ Doentes com glucose no sangue em jejum (126 mg/dl-163 mg/dl)
- ✓ Doentes com glicemia pós-prandial (140 mg/dl-180 mg/dl)
- ✓ Doentes com níveis de HbA1c entre 6,5%-7,5%
- ✓ Pacientes com caraterísticas diagnósticas de Prameha em relação ao DM tipo 2
- ✓ Dose estável de medicamentos antidiabéticos em curso durante todo o período de ensaio

CRITÉRIOS DE EXCLUSÃO:

- ✓ Doentes com DM tipo 1 ou gestacional conhecido.
- ✓ Doentes a tomar insulina ou esteróides
- ✓ Os doentes com outras doenças sistémicas como DCV, VIH, hepatite,

tuberculose e malignidade, etc. e outras complicações da D.M. serão excluídos do estudo.

INTERVENÇÕES:

Quadro n.º 15 GRUPO A:

Tamanho da amostra	30 pacientes
Procedimento	Caminhada rápida com Pathyahara
Duração da caminhada rápida	30 minutos
Tempo de caminhada rápida	5:30 - 6:30
Duração do tratamento	180 dias
Acompanhamento durante o tratamento	Dia 30, Dia 60, Dia 90, Dia 120, Dia 180

Quadro n.º 16 GRUPO B:

Tamanho da amostra	30 doentes
Procedimento	NIL
Duração da caminhada rápida	NA
Tempo de caminhada rápida	NA
Duração do tratamento	180 dias
Acompanhamento durante o tratamento	Dia 30, Dia 60, Dia 90, Dia 120, Dia 180

AVALIAÇÃO DAS VARIÁVEIS:

A avaliação clínica foi efectuada em função da gravidade da doença e da melhoria clínica

1. PARÂMETROS OBJECTIVOS:

Quadro n.º 17 Padrão de classificação (parâmetros objectivos)

Critérios	G1	G2	G3	G4
Jejum BSL	126-134 mg/dl	135-144 mg/dl	145-154 mg/dl	155-163 mg/dl
BSL PP	140-150 mg/dl	151-160mg/dl	161-170 mg/dl	171-180 mg/dl
HbA1c	6.5-6.7%	6.8-7.0%	7.1-7.3%	7.4-7.5%
Peso	61-70 kg	71-80 kg	81-90 kg	91-100 kg
Cintura	26-30 polegadas	31-35 polegadas	36-40 polegadas	41-45 polegadas
IMC	25-29,99 kg/m2	30-34,99 kg/m2	35-39,99 kg/m2	40-45 kg/m2
Pontuação EQ5D	76-100	51-75	26-50	0-25
PA (mm de Hg)	110/80-120/80	121/81-130/90	131/91-140/100	141/100-150/100

Quadro n.º 18 Avaliação dos parâmetros objectivos:

S.N.	Avaliação Variável	B.T. Dia0	F.U. Dia30	F.U. Dia60	F.U. Dia90	F.U. Dia120	F.U. Dia 150	A.T. Dia 180
1	BSLF(mg/dl)							
2	BSLPP(mg/dl)							
3	HBA1C (%)							
4	Peso (kg)							
5	Cintura (cms)							

6	IMC(Kg/m2)
7	Pontuação EQ5D
8	PA (mm de Hg)

B.T.-Antes do tratamento
A.T.-Após Tratamento
F.U.-Acompanhamento

2. PARÂMETROS SUBJECTIVOS:

Tabela No.19 Parâmetros subjectivos do padrão de classificação:

CRITÉRIOS	G1	G2	G3
Kshudhadikya	Manifestação normal e atempada/desc ontrolo da fome	Ligeiramente aumentada/pode controlar a fomeaté 1 hora	Fome excessiva / não consegue suportar a fome
Prabhuta mutrata	3-5 vezes/dia; raramente à noite	5-7 vezes/dia e 1-2 vezes por noite	7-9 vezes/dia e 3-4 vezes à noite
Dourbalya	Sem fraqueza	Sente cansaço depois de um trabalho extenuante	Sente um cansaço moderado mesmo após um trabalho ligeiro
Trishna adikya	Manifestação normal e atempada/pode controlar a sede	Aumenta ligeiramente/ pode controlar a sede até 1 hora	Sede excessiva/ não resiste à sede

Atisweda	Transpiração após trabalho pesado ou movimentos rápidos ou em estações quentes	Transpiração após trabalho e movimento moderados	Suores profusos após pouco trabalho e movimento	Transpiração excessiva em repouso ou na estação fria

Quadro No.20 Avaliação dos parâmetros subjectivos:-

S.N	Avaliação Variável	B.T. Dia0	F.U. Dia 30	F.U. Dia60	F.U. Dia90	F.U. Dia120	F.U. Dia150	A.T. Dia180
1	Kshudhadhikya							
2	Prabhutamutrata							
3	Dourbalya							
4	Trishnadhikya							
5	Atisweda							

RECOLHA DE DADOS:

Utilizando parâmetros de avaliação (subjectivos e objectivos), foram recolhidos dados antes e depois do tratamento.

AVALIAÇÃO DA MELHORIA CLÍNICA:

A melhoria clínica da doença baseou-se na melhoria dos resultados clínicos e na redução da gravidade dos sintomas da doença após o tratamento

CLASSIFICAÇÃO PARA A MELHORIA CLÍNICA DE VARIÁVEIS

INDIVIDUAIS:

1.   CI - III: Excelente, ou seja, redução de 3 graus na pontuação da gravidade, em relação à pontuação   inicial   inicial, ou seja, grave - normal.

2.   CI - II: Bom, ou seja, redução de 2 graus na pontuação da gravidade, em relação à pontuação inicial   inicial   Ou   seja,   redução   de   moderado - normal, grave - ligeiro.

3.   CI - I: Encorajador, ou seja, redução de 1 grau na pontuação de gravidade, contra   a pontuação   pontuação inicial, ou seja, redução de leve - normal, moderada - leve e grave -   moderada.

4.   C.S: Clinicamente estável, ou seja, a pontuação de gravidade mantém-se em relação à pontuação inicial.

5.   C.D: Clinicamente deteriorado, ou seja, aumento da pontuação de gravidade em relação à pontuação inicial.

AVALIAÇÃO DA MELHORIA DA QUALIDADE DE VIDA (PONTUAÇÃO EQ5D):

O EQ-5D foi desenvolvido em 1990 por uma equipa europeia multidisciplinar para ser

utilizado em resultados relacionados com um estado de saúde ou tratamento específico. A

primeira parte consiste em 5 dimensões que medem a mobilidade, os cuidados pessoais, a

atividade habitual, a dor e a depressão. A segunda parte tem uma escala visual analógica de

20 cm com pontos finais designados por "melhor estado de saúde imaginável" e "pior estado

de saúde imaginável", ancorados em 100 e 0, respetivamente. O EQ-5D tem boas provas de

validade de conteúdo e de construção e um nível moderado de reatividade em doentes com

diabetes.

Foi pedido aos doentes que classificassem a pontuação EQ5D e respondessem ao

questionário para avaliar a qualidade de vida relacionada com a saúde na sua opinião.

CLASSIFICAÇÃO PARA A MELHORIA DA QUALIDADE DE VIDA:

Pontuação EQ5D

        G1-Estado de saúde: 76-100

        G2-Estado de Saúde: 51-75

        G3-Estado de saúde melhor: 26-50

G4-Estado da pior saúde: 0-25

Quadro n.º 21 Modelo de tabela de dieta:

Horário do dia	Conteúdo da dieta	Calorias
De manhã cedo (5-6 AM)	Chá verde / de ervas	50 Cal
	Sumo de amalaki/ Sumo de aloevera/ Sumo de legumes verdesMethi (sementes de feno-grego) em pó 5 g com água morna	
	água.	
Pequeno-almoço (8-9h)	1 chávena de chá sem açúcar com leite - 60 cal	200-300 cal
	1 tigela pequena - Dália/flocos de trigo/aveia/branco de ovo/	
	Rebentos bhel/ pohe/Upma/	
	1 Roti de trigo com legumes-180 cal	
Frutas (11-12h)	Amla/Laranja/Maçã/Peras/Ameixa/Pêssego/ Romã	60 cal
Almoço (1-2 PM)	1 tigela de dal (Mudga/Arahar+Mudga/Masura)-150 cal	500-600 cal
	1 taça de vegetais de folha verde-200 cal	
	Arroz (arroz castanho/não polido) - Pequena quantidade - 50 cal	
	2-3 Roti (Trigo 1 parte+Aveia/jawar ½ parte)- 150-200 cal	
	Salada (pepino+cebola+tomateetc)- 20 cal	
	Leitelho/água limonada ½ copo	
	Pós-almoço Sono diurno contraindicado	

Pequena refeição   1 chávena de chá sem açúcar com leite 50 cal   150-250 cal

(4-5PM)   Bolachas de ragi/ Araruta- 2 bolachas-50 cal/

                 Fruta - 60 cal

                 Bhel de rebentos

Jantar (7-8 PM)   Deve ser consumido como um almoço, mas metade   300-400 cal
                  da quantidade

Leite   (9.30-10   150 ml de leite de vaca   100 cal
PM)

São selecionados dietchart com o objetivo de evitar a presença de madhura, guru, snighda, kaphakara, medokara e sheetaaharas. Podem ser dadas pequenas refeições equilibradas, mas com frequência.Os cereais, como o trigo mourisco, o jowar, a aveia e a aveia não polida, devem ser tomados porque contêm um elevado teor de fibras, o que permite um controlo eficaz do nível de açúcar no sangue.Leguminosas, feijão branco, galinha magra; 1-2 peças de tamanho médio de peixe fornecem uma boa quantidade de proteínas. Em vez de fritar, preferem-se os alimentos cozidos, estufados, assados ou grelhados, pois reduzem o teor de gordura dos alimentos.

ALIMENTOS A TOMAR:
Vegetais de folha:

Folhas de feno-grego, folhas de espinafres, folhas de cebola, folhas de amaranto e folhas de hortelã

Legumes:

Brinjal, coxinha, nabo, cenoura, cebola, dedo de moça, pepino, feijão, cabaça amarga, repolho, couve-flor, ervilha, tomate, pimento, abóbora, rabanete, nabo, cabaça

Frutos:

Goiaba, papaia 2 ou 3 fatias, maçã 1/2, melão, jambu, melancia, laranja, amla.

Produtos lácteos:

Leite desnatado, leitelho

Leguminosas e cereais:

Cereais integrais como trigo, arroz não polido, arroz integral, milho, cevada, aveia, ragi, leguminosas integrais como feijões, leguminosas, rebentos, channa, soja, ervilhas verdes, grama verde, grama forrageira, grama vermelha

Óleo:

Óleo de grama de arroz, óleo vegetal, óleo duplamente refinado, óleo de mostarda, óleo de milho.

[Em quantidade muito reduzida]

Não Veg:

Se necessário Peixe, galinha, clara de ovo (ocasionalmente)

<u>ALIMENTOS A EVITAR:</u>

- ✓ **Doces:**Todas as variedades
- ✓ **Legumes:** raiz de beterraba, batata, inhame, batata-doce.
- ✓ **Frutos:**Manga, sapotilha, banana, tâmara, ananás, anona
- ✓ **Produtos lácteos**: Queijo, Manteiga, Paneer, Leite condensado.
- ✓ **Produtos à base de carne**: Carne de carneiro, carne de vaca, carne de porco, fígado
- ✓ **Produtos oleosos**: Dalda, Ghee, Vanaspathi, óleos reciclados, óleo de coco, óleo de palma.
- ✓ **Artigos de padaria**: Doces, geleias, bolos, gelados, bebidas frescas, chocolates, caju.
- ✓ **Pickles,** Pappad, produtos fritos, frutos secos, pão, massa
- ✓ **Cereais**: Arroz polido, Maida, Sooji
- ✓ Bebidas alcoólicas
- ✓ Produtos de cana-de-açúcar

Nota:

1) Os alimentos devem ser ingeridos 2 horas antes de se deitar.

2)Evitar dormir de dia depois do almoço.

3) O óleo utilizado para cozinhar deve ser muito limitado.

4) Se sentir fome, tomar a quantidade necessária de leitelho, saladas, etc.

5) Os métodos de cozedura podem ser cozidos/cozidos a vapor/grelhados em vez de fritar, pois reduz o teor de gordura dos alimentos.

6) Evitar fazer jejum ou ingerir mais alimentos.

7) Reduzir a quantidade de ingestão.

<u>DIMENSÃO DA AMOSTRA DA ESTIMATIVA</u>

DESENHO DO ESTUDO: Ensaio de controlo aleatório com dois braços

TESTE UTILIZADO: Teste t não emparelhado/compartilhado (duas caudas), Teste t emparelhado,

NÍVEL DE SIGNIFICÂNCIA: 5

POTÊNCIA:99 %

TAMANHO DO EFEITO: 2,16

TAMANHO MÍNIMO DE AMOSTRA NECESSÁRIO: 26-30 em cada grupo, tendo em conta a probabilidade de desistência

SOFTWARE UTILIZADO: Software Graphpad statmate

B) <u>RESULTADOS</u>:

ANÁLISE ESTATÍSTICA: -

O "Paired t test" é utilizado para a comparação intragrupo. (ou seja, antes e depois do tratamento de cada grupo), enquanto que para a comparação intergrupos (ou seja, para comparar dois grupos entre si) é utilizado o "teste t não pareado".

Testámos as hipóteses para cada parâmetro e os resultados são interpretados em conformidade. O nível de significância é mantido em 0,05. São fornecidas estatísticas de síntese adequadas, como a média, o desvio padrão e o erro padrão, juntamente com gráficos e diagramas.

DISCUSSÃO

O Prameha é causado principalmente pela ingestão excessiva e frequente de madhura, guru, snigdha, picchilaaharas e pela adoção de hábitos sedentários, falta de exercício, etc. Nesta vida altamente agitada e stressante, a maior parte das pessoas segue os mesmos padrões de vida, como comer excesso de comida de plástico, falta de exercício físico e, numa idade muito jovem, engordam, o que as torna ainda mais preguiçosas e, gradualmente, num curto período de tempo, dão origem a uma doença terrível chamada Prameha.

A diabetes é uma doença que afecta as pessoas de meia-idade, os idosos e as zonas urbanas, mas que recentemente se propagou a todos os grupos etários, mesmo nas zonas rurais. Por isso, é bom controlar as causas e manter o corpo livre desta doença que ameaça a vida.

A abordagem da Ayurveda no que diz respeito às medidas preventivas e promocionais, com a devida consideração da gestão adequada da dieta e da atividade física, provou ser frutuosa para proporcionar uma melhor saúde. O único remédio para ultrapassar esta situação é fazer alterações na dieta e aumentar o nível de atividade física. Uma intervenção ao nível do estilo de vida reduz a diabetes (tipo 2) e adia a sua ocorrência. Exercícios simples como caminhar rapidamente, nadar, andar de bicicleta, etc., podem ajudar a inverter a diabetes. Uma caminhada rápida reduz a gordura e mantém a saúde geral do corpo. Uma atividade de 30 minutos não provoca cansaço, mas reduz o peso, o estado de alerta, etc.

O controlo das calorias, as porções, a dieta pobre em açúcar, em hidratos de carbono e em gorduras, a ingestão adequada de fibras também ajudam a reduzir o peso e a controlar a diabetes. De acordo com a ayurveda, a prevenção de madhura, guru, snighda, kledasheeta e mamsaaharas favorece a perda de peso e ajuda a controlar a diabetes. Tendo em conta tudo isto, o presente estudo teve como objetivo comparar o efeito de ambos os métodos, pathyahara e vihara (briskwalking), num grupo, e não pathyahara evihara (briskwalking), noutro grupo.

DEBATE SOBRE A REVISÃO:

PRAMEHI:

Sushruta diz que não se deve esperar que todos os sintomas de prameha apareçam numa pessoa, pois ao ver os sintomas de poorvarupa, o próprio tratamento apatharpana pode ser iniciado. O apatarpana pode ser feito sob a forma de vyayamas ou ingestão de ruksha, alimentos karshana ou reduzindo a frequência da ingestão de alimentos. Através do desempenho acima referido, o prameha pode ser gerido ou prolongado.

NIDANA:

O Prameha pode ser causado por sahaja e apathyanimithanidanas. Sahaja deve-se a beejadushti, que mostra uma predisposição genética na fisiopatologia. Chakrapani opina que pode ser causada pelo pai, pela mãe ou pelos avós, o que significa que a doença é herdada de geração em geração. As doenças do tipo Sahaja podem ocorrer devido a defeitos em beeja (óvulo e esperma), beejabhaga (cromossomas), ou beejabhagavayava (codificação genética). Chakrapani comentou sobre isso, pois é causado devido à indulgência defeituosa de alimentos durante a gravidez. Mas apathyanimithaja pode ser causada pela ingestão de madhura, sheeta, guru, snighda, picchilaaharas, ksheeravargas, gudavargas, pishtannas, e pela execução de diwaswapna, avvyayama, aalasya etc. Tudo isto é praticado hoje em dia devido à industrialização e à urbanização, as ocupações sedentárias conduzem à inatividade física sem que a diminuição compensatória da ingestão habitual de energia conduza à obesidade, que leva à intolerância à glicose. A depressão, a ansiedade, a frustração e a solidão podem também aumentar a ingestão excessiva de alimentos.

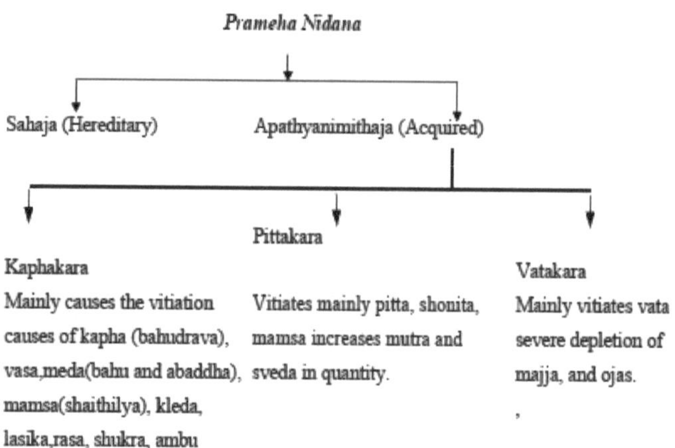

DEBATE SOBRE PURVAROOPA:

Os Purvarupa são sinais e sintomas valiosos para prever a natureza da doença e uma forma de controlar os sintomas completos através de uma gestão atempada. De facto, os sintomas prodrómicos são produzidos na fase de sthanasamsraya e constituem uma espécie de aviso à pessoa para que pare de ingerir os factores etiológicos do prameha. Através de uma observação simples dos sinais e sintomas prodrómicos acima referidos, podemos postular a opinião de que a doença tem um vasto campo de etiopatologia e o doente apresenta muito poucos sinais e sintomas prodrómicos. Por isso, é muito difícil diagnosticar o prameha através da descrição acima, mas Sushruta facilita-o ao narrar que um homem com um ligeiro aumento da produção de urina juntamente com os purvaroopas deve ser considerado como pramehi. Aqui, "DantadinamMaladhyatvam" é devido a medadhatudushti. O "Dehachikkannata" deve-se a meda e kaphadushti. Os sinais como keshanakhaativriddhi e kesheshujatalibhava não se devem a um único dosha e dushyadushti, mas são o resultado de um tipo específico de samyoga entre um dosha específico e anukuladushti.

DISCUSSÃO SOBRE SAMPRAPTI:

SAMPRAPTI GHATAKAS:

Dosha	- shleshmapradhanatridosha
Dushya	ımsa, Kleda, sukra, vasa, majja, lasika, rasa, oja.
Srotas	- Medovaha, mutravaha, udakavaha.
Srotodushti	- atipravrutti, sanga.
Sanchara	- rasayani
Agni	- dhatvagnimandya (vaishamya de todos os agni's)
Adhishtana	- basti, sarvashareera.
Udbhavasthana	- amashayokta&pakwashayoktavyadhi
Vyadhisambhava	- Chirakari
Sadhyasadhyat	- yapya/asadhya

A base de Shleshma para a integridade estrutural do corpo proporciona estabilidade, robustez, força e integridade ao corpo. Quando kapha se vicia, vicia indubitavelmente os elementos concordantes do corpo, como rasa, mamsa, meda, vasa, etc., que, por sua vez, diminuem a integridade estrutural do corpo, fornecendo excesso de resíduos metabólicos devido a uma digestão dupla defeituosa. Dearangedshleshma, meda, kleda, vasa, lasika, vata agravado produz várias alterações patofísicas no corpo, produzindo sintomas como prabhutamutrata, dourbalya, alasyaetc, conduzindo a anomalias estruturais e funcionais no corpo.

Vaghbhata interpretou que em todos os tipos de prameha os doshas e dushyas permanecem os mesmos, mas a diferença em mutrapravrutti deve-se a um tipo específico de samyoga entre um dosha específico e os anukuladushyas.

DISCUSSÃO SOBRE O PROGNÓSTICO:

Tabela N.º: 53 O prognóstico pode ser classificado da seguinte forma,

Sadhya	Yapya	Asadhya
Kaphaja	Pittaja	Vataja
Obeso	Normalmente não muito obeso	Asténico
Adquirida	Adquirida	Hereditário
Fase inicial	Fase aguda	Fase avançada
Sem complicações	Com complicações	Com complicações

DISCUSSÃO SOBRE O TRATAMENTO:

Nidanaparivarjana refere-se a todos os kaphakaraaharavikaras como a ingestão de madhura, sheeta, snighda, guru aharas e a falta de exercícios, preguiça e hábitos sedentários, etc., conduzem a kaphadoshasanchaya. Em prakrutaavastha o kapha estará na forma de baddha, ou seja, na forma sólida ou aglutinada, mas devido a nidanasevana a forma de baddha muda para dravatwa levando a bahudravatwa e assim o kapha viciado é provocado. O kapha provocado, tendo afinidade com meda devido às suas propriedades semelhantes, liga-se a outros dushyas como kleda, mamsa, lasika, resultando em sthoulya. O tratamento deve ter sempre uma ação contrária à causa da doença ou à própria doença, ou a ambas. Observando as qualidades dos pathyaharas mencionadas nos capítulos do prameha, podemos revelar que os pathyaharas têm as qualidades opostas às da doença e dos seus componentes.

Ao explicar o tratamento de prameha, é mencionado que a pessoa deve mendigar comida e caminhar durante 100 yojanas ou mais. Ao mendigar, a pessoa pode não obter comida boa, nutritiva e deliciosa, ou não obter comida, ou mesmo uma quantidade muito pequena. A comida que sobra depois da ingestão suficiente dos membros da família pode ser obtida. Assim, haverá restrições para o excesso de calorias. 1 yojana - 6 milhas apropriadamente (100*6 milhas; 1 milha - 0,62 km). Aqui pode ser que produza leveza do corpo, aumento da capacidade de trabalho, reduz a gordura corporal e as partes do corpo tornam-se distintas e firmes para que possa reduzir o prameha. No caso do sthoolapramehi, diz-se para fazer snehana, swedana e samshodana para eliminar os doshas do corpo.

DEBATE SOBRE A PREVENÇÃO:

Charaka mencionou que as pessoas que não são entusiastas, obesas, mais untuosas, que consomem mais comida, serão afectadas pelo prameha, que leva à morte. Cita também uma comparação segundo a qual, tal como os pássaros são atraídos pelas árvores onde se encontram os seus ninhos, também uma pessoa que come mais e pratica atividade física é certamente afetada por prameha e morre. Por conseguinte, para a gestão da doença, é necessário adotar uma dieta benéfica e dhatusamyakara. É melhor seguir os regimes diários e fazer nidanaparivarjana para que a saúde de um indivíduo possa ser mantida.

DIABETES:

Pode dever-se a anomalias genotípicas, à obesidade causada por estilos de vida sedentários. Também a má nutrição no útero causa danos no desenvolvimento das células beta. Após os 30 anos de idade, as pessoas são mais propensas. Os critérios da Associação Americana de Diabetes para os principais riscos de DM também podem ser tomados em consideração e as pessoas que se enquadram nessas categorias devem receber atenção especial para que a doença possa ser prevenida ou prolongada.

PATOGENESE:

Para além dos defeitos genéticos e da hereditariedade, uma vez que a hiperglicemia não se deve à destruição das células beta, mas sim à incapacidade das células beta de satisfazerem as necessidades de insulina do organismo, existe uma resistência à insulina, uma diminuição da secreção de insulina, um aumento da síntese hepática de glicose, etc. As intervenções ao nível do estilo de vida podem inverter as alterações patológicas.

SINTOMAS:

Normalmente, algumas pessoas apresentam sintomas de diabetes, uma vez que esta é a fase intermédia da DM. Algumas pessoas não apresentam quaisquer sintomas, de acordo com os principais critérios de risco, se se verificar que estão afectadas pela realização de OGTT após 8 horas de jejum, a Diabetes Mellitus tipo 2 pode ser confirmada. Algumas são identificadas acidentalmente quando são submetidas a análises ao sangue. Uma vez que as doenças cardiovasculares também estão associadas à acumulação de gordura e à Diabetes Mellitus tipo 2, o colesterol sérico, os triglicéridos e a tensão arterial estão aumentados.

GESTÃO:

O objetivo do tratamento é conseguir um metabolismo normal. O tratamento ideal permitiria ao doente levar uma vida completamente normal, permanecer não só livre de sintomas mas também de boa saúde, atingir um estado metabólico normal e escapar às complicações a longo prazo da diabetes. As intervenções no estilo de vida, como a melhoria da atividade física e o controlo da dieta, podem ajudar a perder 5 a 10% do excesso de peso. É muito necessário educar os doentes sobre a natureza da doença que têm e as possibilidades de complicações agudas e a longo prazo que lhe estão associadas. Também deve ser esclarecida a importância do exercício físico, da dieta e da sensibilização para a monitorização da urina, do açúcar no sangue e dos lípidos séricos a intervalos regulares para garantir o bem-estar geral.

PREVENÇÃO:

O rastreio da pré-diabetes deve ser feito sobretudo em grupos de alto risco, como os familiares em primeiro grau de casos conhecidos, e devem ser adoptadas medidas de gestão adequadas e vigorosas, como intervenções no estilo de vida, para reduzir a incidência de doenças vasculares graves.

SÍNDROME DE RESISTÊNCIA À INSULINA:

Em doentes obesos com diabetes tipo 2, a associação de hiperglicemia, hiperinsulinemia, dislipidemia e hipertensão, que conduzem à doença arterial coronária e ao acidente vascular cerebral, pode resultar de um defeito genético que produz resistência à insulina, sendo esta última exagerada pela obesidade. Foi proposto que a resistência à insulina predispõe à hiperglicemia, que resulta em hiperinsulinemia e que este nível excessivo de insulina contribui então para níveis elevados de triglicéridos e para o aumento da retenção de sódio pelos túbulos renais, induzindo assim a hipertensão. Níveis elevados de insulina podem estimular a proliferação endotelial para iniciar a aterosclerose.

MODO DE ACÇÃO PROVÁVEL:

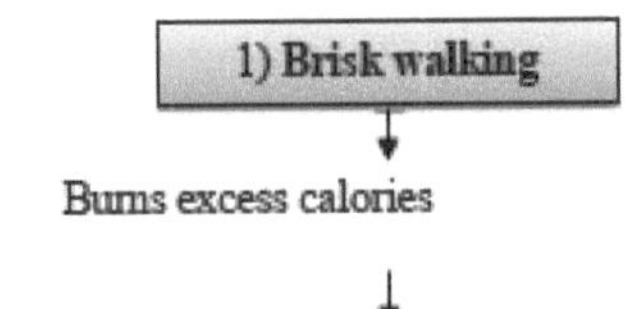

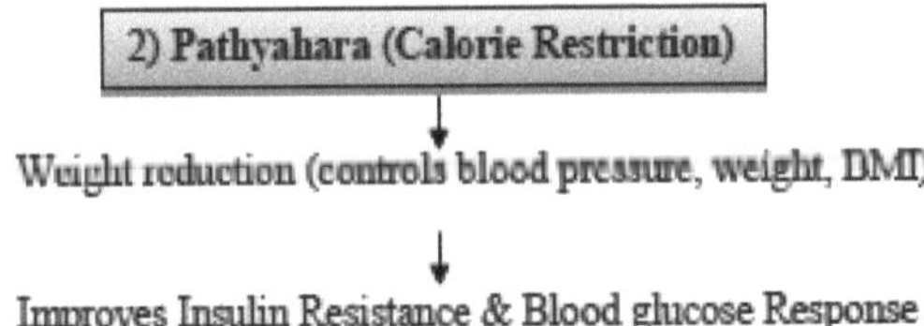

DISCUSSÃO SOBRE MATERIAIS E MÉTODOS:

"Avaliar o efeito de Pathyahar&Vihara (caminhada rápida) em Prameha W.S.R. para a Diabetes Mellitus Tipo 2" foi o trabalho clínico realizado na J.G.C.H.S.AYURVEDIC MEDICAL COLLEGE, GHATAPRABHA. Todo o trabalho foi estudado em dois aspectos.

1. Estudo literário: Onde recolhi em pormenor as descrições de Prameha, Diabetes, Brisk walking, Pathyahara, consultando diferentes textos de Ayurveda e modernos, trabalhos de investigação, artigos publicados em periódicos, jornais e outras revistas, informação de sítios Web.

2. Estudo clínico: O ensaio clínico foi realizado em doentes com Diabetes Tipo 2, selecionados de acordo com critérios inclusivos e os resultados observados foram aqui discutidos.

ANÁLISE ESTATÍSTICA: Foram selecionados um mínimo de 60 doentes com Diabetes Mellitus Tipo 2, excluindo os desistentes. Foram divididos em dois grupos compostos por 30 doentes em cada grupo, nomeadamente o Grupo A (Brisk walking e pathyahara) e o Grupo B (Não aconselhado Brisk walking e pathyahara). A análise estatística foi efectuada utilizando o teste "t" emparelhado para a comparação intragrupo e o teste "t" não emparelhado para a comparação dos grupos entre si relativamente aos parâmetros subjectivos e objectivos antes e depois da conclusão do tratamento. A duração total do estudo foi de 180 dias.

Critérios de inclusão:

De acordo com os critérios de inclusão, foram selecionados doentes com Diabetes Mellitus Tipo 2, com idades compreendidas entre os 25 e os 60 anos (homens/mulheres), doentes com glicemia em jejum (126 mg/dl-163 mg/dl), glicemia pós-prandial (140 mg/dl-180 mg/dl), níveis de HbA1c entre (6,5%-7,5%), doentes com caraterísticas diagnósticas de Prameha em relação ao Tipo 2 com DM e doentes que estejam a tomar uma dose estável de medicamentos antidiabéticos durante todo o período do ensaio.5%-7,5%), aqueles que tinham caraterísticas de diagnóstico de Prameha em relação ao Tipo 2 com DM e aqueles que estão a tomar uma dose estável de Medicamentos Antidiabéticos em curso durante todo o período de ensaio foram selecionados.Este critério de inclusão particular é tomado porque, com estes critérios, os doentes com Diabetes Mellitus Tipo 2 têm geralmente um risco mínimo de contrair Complicações Microvasculares e Macrovasculares e podem ser bem geridos sem eventos adversos graves.

Critérios de exclusão:

 Os doentes com diabetes insulino-dependentes estão excluídos, uma vez que podem entrar em hipoglicemia devido ao nosso Pathyahara (dieta de baixas calorias) e a uma caminhada rápida de manhã cedo, e os que tomam esteróides também encontram algumas dificuldades se os abandonarem subitamente. Os doentes com quaisquer outras doenças sistémicas devem ser evitados, pois devem ser tomados cuidados especiais com as doenças correspondentes. As pessoas com idade superior a 60 anos, se forem obesas e tiverem antecedentes familiares de diabetes de tipo 2, podem certamente sofrer complicações da diabetes mellitus, pelo que foram evitadas.

MATERIAIS:

Selecionar uma tabela de dieta que inclua a prevenção de madhura, guru, snighda, kaphakara, medokara, sheetaaharas. Podem ser dadas pequenas refeições equilibradas, mas com frequência. Podem preferir-se dravyas Thikta rasa, uma vez que kapha é guru e snighda, mas thikta rasa é laghu e ruksha. Os cereais como o trigo integral, o jowar, a aveia, o arroz não polido, etc., são consumidos porque contêm um elevado teor de fibras, dão saciedade e também ajudam a controlar os níveis de açúcar no sangue. Leguminosas, feijão, clara de ovo, frango magro, 1-2 pedaços médios de peixe, etc., fornecem uma boa quantidade de proteínas. Em vez de fritar, preferem-se alimentos cozidos, cozidos a vapor, assados ou grelhados, pois reduzem o teor de gordura dos alimentos.

MÉTODO:
BRISKWALKING:
Os doentes devem usar vestidos de algodão largos, porque lhes proporcionam

liberdade e ajudam a transpirar o suficiente para que todos os poros do corpo sejam ventilados pelo toque de ar fresco. Devem beber água em quantidade suficiente para evitar a desidratação. Foi-lhes pedido que fizessem um aquecimento para libertar as articulações e soltar um músculo rígido, evitar constrições e dores súbitas e também preparar o corpo para caminhar.

Ao fazer caminhadas rápidas, verifica-se um maior défice calórico e a queima de gordura. A caminhada rápida permite trabalhar a um ritmo constante e consistente, permitindo que a gordura seja queimada eficazmente. Aumenta o fornecimento de insulina ao músculo e abre capilares anteriormente não perfundidos; isto aumenta o efeito da insulina e a área de superfície para o transporte de glicose e aumenta a sensibilidade periférica e hepática à insulina e diminui o risco de doenças cardiovasculares.

Depois de uma caminhada rápida, o doente deve descansar durante 10 a 15 minutos para acalmar o corpo e voltar ao estado normal. As horas da manhã são preferidas porque o ar da manhã é mais fresco, fresco, agradável, puro& com alta concentração de oxigénio em comparação com o ar da noite. Normalmente, durante esta hora, o ambiente está limpo, sem muitos poluentes& ausência de ruído, etc.

PATHYAHARA

A maior parte das pessoas tem grande dificuldade em alterar os seus hábitos alimentares, pelo que foi necessário um aconselhamento e encorajamento repetidos. Foi elaborada uma tabela de dieta tendo em conta

1   . baixo teor de açúcar (mas não isento de açúcar).

2.   ricos em hidratos de carbono ricos em amido (especialmente alimentos com um baixo índice glicémico).

3.   elevado teor de fibras.

4   . baixo teor de gordura.

5   . baixo teor de sal.

Os hidratos de carbono de absorção lenta (ou seja, com um índice glicémico baixo) evitam as oscilações rápidas da glicose em circulação. As fibras solúveis estabilizam o nível de glicose no sangue depois de comer e provocam um aumento da sensibilidade à insulina e uma diminuição do nível de lípidos no soro. Os alimentos com elevado índice glicémico aumentam o açúcar no sangue e produzem complicações, pelo que devem ser evitados. A substituição de ácidos gordos saturados por ácidos gordos insaturados leva a uma melhor tolerância à glicose e a uma maior sensibilidade à insulina. O aumento do consumo de frutas e legumes ricos em nutrientes resultou numa redução significativa da ingestão de gordura e açúcar. O objetivo da dieta é limitar a ingestão de gorduras saturadas para prevenir doenças cardiovasculares associadas à diabetes tipo 2. A ingestão total de calorias é mais importante para um diabético do que a proporção exacta de proteínas, gorduras e hidratos de carbono. A distribuição habitual dos nutrientes na dieta é a seguinte: hidratos de carbono 50-75% das calorias, proteínas 10-14% (geralmente 1 g por peso corporal) e a restante energia a ser absorvida pelas gorduras.

De acordo com o Ayurveda tikta, as propriedades pradhanadravyasushnaveerya, laghu, rukshagunakatuvipaka e kaphavatahara de kashaya e katu rasa são selecionadas porque têm atributos contra madhura rasa. O kashaya rasa controla o excesso de urina através da sua propriedade stambhana e também é shoshaka. O katu, o tikta, o kashaya rasa e o ushnaveerya mantêm o pachakagni, o dhatwagni e, consequentemente, corrigem o metabolismo. Laghurukshanagunas ajuda no shoshana de bahudravashleshma e na redução de meda e kleda viciados.

Os dhanyas - como yava, godhuma, puranashali, raktashali e trunadhanyas - são considerados os principais alimentos, têm propriedades laghu, ruksha, saragunas, tikta, kashaya, madhura rasa, ushnaveerya, katuvipaka, kaphamedohara, lekhana, sthairyakara, soshana, kledahara, que são antagónicas aos doshas e dushyas. No caso do puranashali, a mudança bioquímica do novo para o velho reduz significativamente o teor de humidade e os compostos de açúcar simples são convertidos em celulose, hemiceluloses e pectina ou compostos de açúcar complexos. Quando estes alimentos são consumidos no estado mais velho, retardam a absorção de glucose no sangue, reduzindo assim a hiperglicemia, mas os trunadhanyas têm propriedades semelhantes às do puranashali apenas na sua fase fresca e são ricos em fibras.

As leguminosas - como mudga, chanaka, aadaki, kulatha e masurika - têm propriedades laghu, ruksha, vishada, tikshnagunas, kashaymadhura rasa, ushnaveerya, katuamlavipaka, kaphavatashamaka, bhedana e grahi. São uma fonte rica de vitaminas do complexo B, com elevados níveis de proteínas e aminoácidos essenciais e têm um baixo índice glicémico, essencial para a diabetes mellitus de tipo 2.

Shakas - têm principalmente gunas como laghu, ruksha, tikta, kashayamadhura rasa, ushnaveerya, katuvipaka, vatakaphanashaka, agnidipaka, hrudya, netrya, shothagna, medohara, trushnanigrahaetc são antagónicos aos doshas e dushyas do prameha. Estes também contêm a maior quantidade de fibras dietéticas, fontes ricas de minerais e vitaminas, baixo nível de energia calórica, aminoácidos essenciais com efeito hipoglicémico que, por sua vez, ajudam a recuperar a atividade metabólica prejudicada. A maioria dos legumes da família das cucurbitáceas tem um princípio amargo, a cucurbitina. Sabe-se que tem um efeito estimulante nas células das ilhotas de langerhans do pâncreas e também aumenta a sensibilidade à insulina nas células dos tecidos periféricos.

Phalas - com propriedades kashayapradhanamadhura rasa, ushnaveerya, madhuravipaka, trishnahara, mutrala, kanthashodhaka, lekhana, medohara e malabhedaka. Quando estes frutos são consumidos em doses divididas, terão um efeito antagónico contínuo sobre o samprapti e são fontes ricas de vitaminas do complexo B, vitamina C, carotenóides, antioxidantes, fibras solúveis e micronutrientes como o cálcio, selénio, zinco, cobre, magnésio, potássio, etc. Estes compostos iónicos desempenham um papel muito significativo na absorção transcelular da insulina.

As Tailas - mencionadas têm propriedades tikshna, rukshaandsaraguna, katutiktakashayamadhura rasa, ushnaveerya, katuvipaka, lekhana, karshana e medohara. Estes óleos têm uma quantidade considerável de ácidos gordos polinsaturados e vestígios de colesterol e uma quantidade rica de ácidos gordos ómega 3 e 6. Estes componentes vitais reduzem o LDL e o VLDL numa quantidade considerável, impedindo assim a formação de placas no interior das artérias e evitando as hipóteses de ataque cardíaco, uma complicação posterior da diabetes mellitus.

CARBOIDRATOS:

Os hidratos de carbono são depositados sob a forma de glicogénio nos músculos e no fígado através da ação da insulina. Na Diabetes Mellitus tipo 2, devido à deficiência de insulina, este metabolismo é perturbado. O aumento do açúcar no sangue após uma refeição não depende apenas da quantidade de hidratos de carbono ingerida, mas também da rapidez de absorção. Esta varia consoante o teor de fibras, o fitato. Lactinas, taninos, saponinas e inibidores enzimáticos. A capacidade de um alimento aumentar o açúcar no sangue é medida em termos de índice glicémico. Nos doentes diabéticos, são normalmente apreciados os alimentos com baixo valor de IG.

Os alimentos ricos em fibras retardam o esvaziamento do estômago e atrasam o trânsito intestinal, reduzindo assim a taxa de absorção de glucose, diminuindo o nível de glucose no sangue e a excreção urinária de glucose. As fibras contribuem para a saciedade e a consequente diminuição da ingestão de alimentos ajuda a reduzir o peso. Assim, os alimentos que contêm fibras, como a cevada, o trigo, o painço, as leguminosas, etc., produzem menos aumentos de açúcar no sangue e menos excreção de açúcar na urina. A inclusão de alimentos ricos em fibras na dieta melhorou o controlo da glicemia e dos lípidos. Por conseguinte, os doentes diabéticos devem consumir mais fibras. O ácido fítico, normalmente contido em cereais e leguminosas, pode ter um papel dominante na diminuição do aumento do açúcar no sangue do que a fibra. A resposta da glicose no sangue diminui com o aumento do teor de ácido fítico nos alimentos. A inclusão de alimentos com baixo índice glicémico (IG) diminui a necessidade de medicamentos antidiabéticos.

PROTEÍNAS:

Uma dieta rica em proteínas é boa para a saúde dos diabéticos porque fornece os aminoácidos essenciais necessários para a reparação dos tecidos, não aumenta o açúcar no sangue durante a absorção tanto como os hidratos de carbono, não fornece tantas calorias como as gorduras, as proteínas têm um efeito estimulante e saciante. Um grama de proteínas por kg de peso corporal é suficiente; se necessário, podem ser administradas mais proteínas e a quantidade de gorduras e hidratos de carbono pode ser reduzida proporcionalmente.

GORDURAS:

As gorduras devem fornecer cerca de 20-25% das calorias. Não podem ser oxidadas tão rapidamente como os hidratos de carbono. Os produtos finais normais da oxidação das gorduras são CO_2 e H_2O. Quando o metabolismo dos hidratos de carbono é normal, as gorduras são metabolizadas numa extensão relativamente pequena, e a pequena quantidade de corpos cetónicos produzidos é completamente utilizada pelo tecido para fornecer energia. Num diabético negligenciado, os hidratos de carbono não podem ser utilizados devido à deficiência de insulina, pelo que as necessidades energéticas têm de ser satisfeitas com gorduras. A decomposição excessiva das gorduras resulta na acumulação de corpos cetónicos que são excretados na urina. O metabolismo diário de cerca de 100 g de hidratos de carbono evita a acumulação de corpos cetónicos.

VITAMINAS:

Os hidratos de carbono não são completamente metabolizados quando existe uma deficiência de vitamina B. Postula-se que os produtos do metabolismo parcial dos hidratos de carbono, como o ácido pirúvico, se acumulam nestas situações e danificam os nervos, resultando em neuropatia periférica. O diabético necessita de suplementação de vitamina B. É aconselhável fornecer vitamina A, uma vez que o fígado, que é o armazém destas vitaminas, pode ser danificado na diabetes

DEBATE SOBRE AS OBSERVAÇÕES:

IDADE: Todos os 60 doentes do presente estudo tinham idades compreendidas entre os 25 e os 60 anos. 30 doentes (50%) encontravam-se no grupo etário dos 25 - 40 anos e os 30 doentes seguintes (50%) encontravam-se no grupo etário dos 41 - 60 anos. A Diabetes Mellitus tipo 2 é mais propensa neste grupo etário porque a Diabetes tipo 2 afecta mais frequentemente após os 30 anos de idade. Mas atualmente verifica-se que as pessoas com mais de 25 anos só têm Diabetes Mellitus de tipo 2 (Prameha) devido a estilos de vida sedentários e hábitos alimentares inadequados.

SEXO: Dos 60 doentes, 34 doentes (56,66%) eram do sexo feminino e 26 doentes eram do sexo masculino, o que se deve ao facto de sofrerem mais stress nas famílias e nos locais de trabalho, comerem os restos de comida, não estarem interessados em cuidar de si próprios, sofrerem processos fisiológicos relacionados com a gravidez e também a diabetes tipo 2 ser comum entre as mulheres.

AHARA: 24 pacientes (40%) estavam habituados ao shakhahariahara e 36 pacientes (60%) estavam a tomar ahara misto. Isto revela que a ingestão excessiva de guru, snighda e mamsaaharas pode ser uma das causas do aumento do peso corporal, levando ao fator predisponente da Diabetes Mellitus tipo 2 (prameha).

ALTURA: Neste estudo, 14 doentes (23,33%) tinham uma altura inferior a 142 - 151 cm, 30 doentes (50%) tinham uma altura inferior a 152 - 161 cm e 16 doentes (26,66%) tinham uma altura inferior a 162 - 172 cm.

RELIGIÃO: Observa-se que, dos 60 doentes, 42 doentes (70%) são hindus, 2 doentes (3,33) são muçulmanos e 16 doentes (26,66%) são cristãos.

OCUPAÇÃO: Verificou-se que 18 doentes (30%) eram donas de casa, 12 doentes (20%) eram engenheiros, 8 doentes (13,33%) eram professores e 22 doentes (36,66%) eram outros. Verifica-se que a maioria deles segue um estilo de vida sedentário.

ESTATUTO SOCIOECONÓMICO: Dos 60 doentes, 28 doentes (46,66%) pertenciam à classe alta, 20 doentes (33,33%) pertenciam à classe média e 12 doentes (20%) pertenciam à classe baixa. Devido à elevada qualidade de vida e aos estilos de vida, pode ser mais frequente nas pessoas da classe alta. Mas, atualmente, é observada em quase todas as classes igualmente, mas comparativamente mais em pessoas da classe alta.

ESTADO CIVIL: No total, 60 doentes (100%) são casados.

PRAKRUTI: Dos 60 pacientes, observou-se que 9 pacientes (15%) estavam sob pitta prakruti, 21 pacientes (35%) estavam sob pitta kaphaprakruti, 30 pacientes (50%) estavam sob vatakaphaprakruti.

AGNIPAREEKSHA: Dos 60 pacientes, a maioria dos pacientes 28 (46,66%) tinha vishamagni, 24 (40%) tinha teekshnagni e 8 (13,33%) tinha mandagni.

KOSHTA: Dos 60 doentes, observou-se que 21 doentes (35%) tinham krurakoshta, 17 doentes (28,33%) tinham mrudukoshta e 22 doentes (36,66%) tinham madhyamakoshta.

HISTÓRIA FAMILIAR: Entre 60 doentes, 42 doentes (70%) tinham antecedentes familiares de diabetes e 18 doentes (30%) não tinham antecedentes familiares de diabetes.

BSL F: Antes do tratamento, 11 pacientes (36,67%), 10 pacientes (33,33%) e 9 pacientes (30%) do Grupo A pertenciam aos graus G4, G3 e G2, respetivamente, enquanto 5 pacientes (16,67%), 13 pacientes (43,33%), 6 pacientes (20%) e 6 pacientes (20%) do Grupo B pertenciam aos graus G1, G2, G3 e G4, respetivamente. Após o tratamento, verificámos que 24 doentes (80%), 5 doentes (16,67%) e 1 doente 3,33% do Grupo A pertenciam aos graus G1, G2 e G3, respetivamente, e apenas 5 doentes (16,67%), 13 doentes (43,33%) e 12 doentes (40%) do Grupo B pertenciam aos graus G1, G2 e G3, respetivamente.

BSL PP: Antes da terapia, 2 pacientes (6,67%), 18 pacientes (60%), 8 pacientes (26,67%) e 2 pacientes (6,66%) do Grupo A pertenciam aos graus G1, G2, G3 e G4, respetivamente, enquanto 5 pacientes (16,67%), 13 pacientes (43,33%), 11 pacientes (36,67%) e 1 paciente (3,33%) do Grupo B pertenciam aos graus G1, G2, G3 e G4, respetivamente.

Após o tratamento, verificámos que 24 doentes (80%), 5 doentes (16,67%) e 1 doente (3,33%) do Grupo A pertenciam aos graus G1, G2 e G3, respetivamente, e apenas 3 doentes (10%), 16 doentes (53,33%) e 11 doentes (36,67%) do Grupo B pertenciam aos graus G1, G2 e G3, respetivamente.

HbA1c: Antes da terapia, 1 paciente (3,33%), 9 pacientes (30%), 11 pacientes (36,33%) e 9 pacientes (30%) do Grupo A pertenciam aos graus G1, G2, G3 e G4, respetivamente, enquanto 2 pacientes (6,66%), 12 pacientes (40%), 10 pacientes (33,33%) e 6 pacientes (20%) do Grupo B pertenciam aos graus G1, G2, G3 e G4, respetivamente.

Após o tratamento, verificámos que 24 doentes (80%), 5 doentes (16,67%) e 1 doente (3,33%) do Grupo A pertenciam aos graus G1, G2 e G3, respetivamente, e apenas 3 doentes (10%), 16 doentes (53,33%) e 11 doentes (36,67%) do Grupo B pertenciam aos graus G1, G2 e G3, respetivamente.

Pontuação EQ5D: Antes da terapia, 20 pacientes (66,67%) e 10 pacientes (33,33%) do Grupo A pertenciam aos graus G2 e G3, respetivamente, enquanto 14 pacientes (46,67%), 10 pacientes (33,33%) e 6 pacientes (20%) do Grupo B pertenciam aos graus G1, G2 e G3, respetivamente.

Após o tratamento, verificámos que 24 doentes (80%), 5 doentes (16,67%) e 1 doente (3,33%) do Grupo A pertenciam aos graus G1, G2 e G3, respetivamente, e apenas 3 doentes (10%), 16 doentes (53,33%) e 11 doentes (36,67%) do Grupo B pertenciam aos graus G1, G2 e G3, respetivamente.

PESO - Antes da terapia, 4 pacientes (13,33%), 16 pacientes (53,33%) e 10 pacientes (33,33%) do Grupo A pertenciam aos graus G1, G2 e G3, respetivamente, enquanto 7 pacientes (23,33%), 12 pacientes (40%), 8 pacientes (26,67%) e 3 pacientes (10%) do Grupo B pertenciam aos graus G1, G2, G3 e G4, respetivamente.

Após o tratamento, verificámos que 28 doentes (93,33%) e 2 doentes (6,67%) do Grupo A pertenciam aos graus G1 e G2, respetivamente, e que apenas 6 doentes (20%), 17 doentes (5,67%), 6 doentes (20%) e 1 doente (3,33%) do Grupo B pertenciam aos graus G1, G2, G3 e G4, respetivamente

WAIST - Antes da terapia, 1 doente (3,33%), 13 doentes (43,33%), 14 doentes (46,67%) e 2 doentes (6,66%) do Grupo A pertenciam aos graus G1, G2, G3 e G4, respetivamente, enquanto 17 doentes (56,67%), 12 doentes (40%) e 1 doente (3,33%) do Grupo B pertenciam aos graus G1, G2 e G3, respetivamente.

Após o tratamento, verificámos que 21 doentes (70%), 8 doentes (26,67%) e 1 doente (3,33%) do Grupo A pertenciam aos graus G1, G2 e G3, respetivamente, e apenas 17 doentes (56,67%), 12 doentes (40%) e 1 doente (3,33%) do Grupo B pertenciam aos graus G1, G2 e G3, respetivamente

IMC - Antes da terapia, 7 pacientes (23,33%), 20 pacientes (66,67%), 2 pacientes (6,67%) e 1 paciente (3,33%) do Grupo A pertenciam aos graus G1, G2, G3 e G4, respetivamente, enquanto 13 pacientes (43,33%), 10 pacientes (33,33%), 5 pacientes (16,67%) e 2 pacientes (6,67%) do Grupo B pertenciam aos graus G1, G2, G3 e G4, respetivamente.

Após o tratamento, verificámos que 28 doentes (93,33%) e 2 doentes (6,67%) do Grupo A pertenciam aos graus G1 e G2, respetivamente, e que apenas 13 doentes (43,33%), 12 doentes (40%) e 5 doentes (16,67%) do Grupo B pertenciam aos graus G1, G2, G3 e G4, respetivamente

BP - Antes **da** terapia, 6 doentes (20%), 12 doentes (40%), 6 doentes (20%) e 6 doentes (20%) do Grupo A pertenciam aos graus G1, G2, G3 e G4, respetivamente, enquanto 11 doentes (36,67%), 14 doentes (46,67%), 5 doentes (16,67%) e do Grupo B pertenciam aos graus G1, G e G3, respetivamente.

Após o tratamento, verificámos que 24 doentes (80%) e 6 doentes (60%) do Grupo A pertenciam aos graus G1 e G2, respetivamente, e que apenas 13 doentes (43,33%), 13 doentes (43,33%) e 4 doentes (13,33%) do Grupo B pertenciam aos graus G1, G2 e G3, respetivamente

KSHUDDADHIKYA: Antes da terapia, 1 doente (3,33%), 18 doentes (60%) e 11 doentes (36,67%) do Grupo A pertenciam aos graus G1, G2 e G3, respetivamente, enquanto 15 doentes (50%), 8 doentes (26,67%) e 7 doentes (23,33%) do Grupo B pertenciam aos graus G1, G2 e G3, respetivamente.

Após o tratamento, verificámos que 27 doentes (90%) e 3 doentes (10%) do Grupo A pertenciam aos graus G1 e G2, respetivamente, e que apenas 6 doentes (20%), 13 doentes (43,33%) e 11 doentes (36,67%) do Grupo B pertenciam aos graus G1 e G3, respetivamente

PRABHUTA MUTRATA: Antes da terapia, 19 doentes (63,33%), 11 doentes (36,67%) e 2 doentes (6,67%) do Grupo A pertenciam aos graus G1 e G2, respetivamente, enquanto 19 doentes (63,33%) e 11 doentes (36,67%) do Grupo B pertenciam aos graus G1 e G2, respetivamente.

Após o tratamento, verificámos que 27 doentes (90%) e 3 doentes (10%) do Grupo A pertenciam aos graus G1 e G2, respetivamente, e que apenas 27 doentes (90%) e 3 doentes (10%) do Grupo B pertenciam aos graus G e G2, respetivamente.

DOURBALYA: Antes da terapia, 23 doentes (76,67%), 6 doentes (20%) e 1 doente (3,33%) do Grupo A pertenciam aos graus G2, G3 e G4, respetivamente, enquanto 16 doentes (53,33%) e 14 doentes (46,67%) do Grupo B pertenciam aos graus G2 e G3, respetivamente.

Após o tratamento, verificámos que 27 doentes (90%) e 3 doentes (10%) do Grupo A pertenciam aos graus G1 e G2, respetivamente, e que apenas 4 doentes (13,33%), 15 doentes (50%) e 11 doentes (36,67%) do Grupo B pertenciam aos graus G1, G2 e G3, respetivamente

TRUSHNADHIKYA: Antes da terapia, 16 pacientes (53,33%) e 14 pacientes (46,67%) do Grupo A pertenciam aos graus G2 e G3, respetivamente, enquanto 22 pacientes (73,33%) e 8 pacientes (26,67%) do Grupo B pertenciam aos graus G2 e G3, respetivamente.

Após o tratamento, verificámos que 26 doentes (86,67%) e 4 doentes (13,33%) do Grupo A pertenciam aos graus G1 e G2, respetivamente, e que apenas 8 doentes (26,67%), 19 doentes (63,33%) e 3 doentes (10%) do Grupo B pertenciam aos graus G1, G2 e G3, respetivamente

<u>ATISWEDA:</u>Antes da terapia, 30 doentes (100%) do Grupo A pertenciam ao grau G1, enquanto 8 doentes (26,67%) e 22 doentes (73,33%) do Grupo B pertenciam ao grau G1 e G2, respetivamente.

Após o tratamento, verificámos que 30 doentes (100%) do Grupo A pertenciam ao grau G1 e que apenas 13 doentes (43,33%), 17 doentes (56,67%) do Grupo B pertenciam ao grau G1 e G2, respetivamente

DISCUSSÃO DOS RESULTADOS:

1. PESO-

a) <u>Discussão intra-grupo</u> (comparação entre o antes e o depois do tratamento de cada grupo)

Grupo A- Antes do tratamento, a pontuação média foi de 79,27, o desvio padrão foi de 6,638 e o erro padrão da média foi de 1,212. Após o tratamento, a média foi de 68,8, o desvio padrão foi de 2,784, o erro padrão da média foi de 0,5083 e a diferença média para o presente parâmetro foi de 10,47.

O teste "t" emparelhado para todos os valores acima referidos é de 11,02, o valor p para este valor é <0,0001, o que é significativo.

Grupo B - Antes do tratamento, a pontuação média foi de 79,23, o desvio padrão de 8,295 e o erro padrão da média de 1,514. Após o tratamento, a média foi de 76,23 com um desvio padrão de 7,157, o erro padrão da média foi de 1,307 e a diferença média para o sintoma atual foi de 3.

O teste "t" emparelhado para todos os valores acima referidos é de 4,563, sendo o valor p para este valor <0,0001, o que é significativo.

b) <u>Discussão intergrupos</u> (comparação de dois grupos entre si)

A média do grupo A é 68,8 e a do grupo B é 76,23. O desvio padrão do grupo A é de 2,784 e o do grupo B é de 7,157. O erro padrão da média do grupo A é de 0,5083 e o do grupo B é de 1,307.

O teste t não pareado para todos os valores acima é 5,302 e o valor P para este é <0,0001, o que é significativo.

2. IMC (Índice de Massa Corporal)

a) <u>Discussão intra-grupo</u> (comparação entre o antes e o depois do tratamento de cada grupo)

Grupo A- Antes do tratamento, a média era de 31,2, o desvio padrão era de 3,773 e o erro padrão da média era de 0,6888. Após o tratamento, a média foi de 27,1, o desvio padrão foi de 2,591 e o erro padrão da média foi de 0,4731 e a diferença média para o presente parâmetro foi de 4,1.

O teste "t" emparelhado para todos os valores acima referidos é 9,917, o valor p para este valor é <0,0001, o que é significativo.

Grupo B- Antes do tratamento, a pontuação média era de 31,87, o desvio padrão era de 4,313 e o erro padrão da média era de 0,4731. Após o tratamento, a média foi de 1,3, o desvio padrão foi de 0,9068, o erro padrão da média foi de 0,7874 e a diferença média para o sintoma atual foi de 4,967.

O teste "t" emparelhado para todos os valores acima referidos é 3,774, o valor p para este valor é <0,0004, o que não é significativo.

b) <u>Discussão intergrupos</u> (comparação de dois grupos entre si)

A média do grupo A é de 27,1 e a do grupo B é de 30,57. O desvio padrão do grupo A é de 2,591 e o do grupo B é de 4,313. O erro padrão da média do grupo A é de 0,4731 e do grupo B é de 0,7874.

O teste t não emparelhado para todos os valores acima referidos é de 3,774 e o valor P para este valor é<0,0004, o que não é significativo.

3. PERÍMETRO DA CINTURA-

a) <u>Discussão intra-grupo</u> (comparação entre o antes e o depois do tratamento de cada grupo)

Grupo A- Antes do tratamento, a pontuação média era de 35,73, o desvio padrão era de 3,039 e o erro padrão da média era de 0,5549. Após o tratamento, a média foi de 31,07, o desvio padrão foi de 2,449 e o erro padrão da média foi de 0,447 e a diferença média para o presente parâmetro foi de 4,667.

O teste "t" emparelhado para todos os valores acima referidos é 26, sendo o valor p <0,0001, o que é significativo.

Grupo B- Antes do tratamento, a pontuação média era de 30,87, o desvio padrão era de 3,56 e o erro padrão da média era de 0,6499. Após o tratamento, a média foi de 29,97, o desvio padrão foi de 3,548, o erro padrão da média foi de 0,6477 e a diferença média para o sintoma atual foi de 0,9.

O teste "t" emparelhado para todos os valores acima referidos é 2,787, o valor p para este valor é <0,0093, o que é significativo.

b) <u>Discussão intergrupos</u> (comparação de dois grupos entre si)

A média do grupo A é de 31,07 e a do grupo B é de 29,97. O desvio padrão do grupo A é de 2,449 e o do grupo B é de 3,548. O erro padrão da média do grupo A é de 0,447 e do grupo B é de 0,6477.

O teste t não emparelhado para todos os valores acima referidos é de 1,398 e o valor P para este valor é de 0,1675, o que não é significativo.

4.SISTOLIC BP-

a) _Discussão intra-grupo_ (comparação entre o antes e o depois do tratamento de cada grupo)

Grupo A- Antes do tratamento, a pontuação média era de 132,5, o desvio padrão era de 9,825 e o erro padrão da média era de 1,794. Após o tratamento, a média foi de 120,1, o desvio padrão foi de 5,38 e o erro padrão da média foi de 0,9823 e a diferença média para o presente parâmetro foi de 12,4.

O teste "t" emparelhado para todos os valores acima referidos é de 8,79 e o valor p para este valor é <0,0001, o que é significativo.

Grupo B- Antes do tratamento, a pontuação média foi de 127,5, o desvio padrão foi de 6,942 e o erro padrão da média foi de 1,267. Após o tratamento, a média foi de 122,5, com um desvio padrão de 9,258, o erro padrão da média foi de 1,69 e a diferença média para o sintoma atual foi de 5,067.

O teste "t" emparelhado para todos os valores acima referidos é de 4,976, o valor p para este valor é <0,0001, o que é significativo.

b) _Discussão intergrupos_ (comparação de dois grupos entre si)

A média do grupo A foi de 120,1 e a do grupo B foi de 122,5. O desvio padrão do grupo A foi de 5,38 e o do grupo B foi de 9,258. O erro padrão da média do grupo A foi de 0,9823 e o do grupo B foi de 1,69.

O teste t não emparelhado para todos os valores acima referidos é de 1,194 e o valor P para este valor é de 0,2375, o que não é significativo.

5.PRESSÃO ARTERIAL DIASTÓLICA

a) _Discussão intra-grupo_ (comparação entre o antes e o depois do tratamento de cada grupo)

Grupo A- Antes do tratamento, a pontuação média era de 79,27, o desvio padrão era de 6,638 e o erro padrão da média era de 1,212. Após o tratamento, a média foi de 68,8, o desvio padrão de 2,784 e o erro padrão da média foi de 0,5083 e a diferença média para o presente parâmetro foi de 10,47.

O teste "t" emparelhado para todos os valores acima referidos é de 11,02 e o valor p para este valor é <0,001, o que é significativo.

Grupo B- Antes do tratamento, a pontuação média era de 79,23, o desvio padrão de 8,295 e o erro padrão da média de 1,514. Após o tratamento, a média foi de 76,23 com um desvio-padrão de 7,157, o erro-padrão da média foi de 1,307 e a diferença média para o sintoma atual foi de 3.

O teste "t" emparelhado para todos os valores acima referidos é de 4,563, o valor p para este valor é <0,001, o que é significativo.

b) <u>Discussão intergrupos</u> (comparação de dois grupos entre si)

A média do grupo A é de 68,8 e a do grupo B é de 76,23. O desvio padrão do grupo A é de 2,784 e o do grupo B é de 7,157. O erro padrão da média do grupo A é de 0,5083 e o do grupo B é de 1,307.

O teste t não pareado para todos os valores acima é de 5,302 e o valor P para este é <0,001, o que é significativo.

6. AÇÚCAR NO SANGUE EM JEJUM-

a) <u>Discussão intra-grupo</u> (comparação entre o antes e o depois do tratamento de cada grupo)

Grupo A- Antes do tratamento, a pontuação média era de 150,1, o desvio padrão era de 7,425 e o erro padrão da média era de 1,356. Após o tratamento, a média foi de 132,8, o desvio padrão foi de 6,193 e o erro padrão da média foi de 1,131 e a diferença média para o presente parâmetro foi de 17,27.

O teste "t" emparelhado para todos os valores acima referidos é de 10,9 e o valor p para este valor é <0,001, o que é significativo.

Grupo B- Antes do tratamento, a pontuação média era de 145,3, o desvio padrão de 9,267 e o erro padrão da média de 1,692. Após o tratamento, a média foi de 142 com um desvio padrão de 7,252, o erro padrão da média foi de 1,324 e a diferença média para o sintoma atual foi de 3,267

O teste "t" emparelhado para todos os valores acima referidos é de 2,354, sendo o valor p para este valor <0,0256, o que é significativo.

b) <u>Discussão intergrupos</u> (comparação de dois grupos entre si)

A média do grupo A é 132,8 e a do grupo B é 142. O desvio padrão do grupo A é de 6,193 e o do grupo B é de 7,252. O erro padrão da média do grupo A é de 1,131 e o do grupo B é de 1,324.

O teste t não pareado para todos os valores acima é 5,284 e o valor P para este é <0,0001, o que é significativo.

7.BSL- PÓS PRANDIAL

a) <u>Discussão intra-grupo</u> (comparação entre o antes e o depois do tratamento de cada grupo)

Grupo A- Antes do tratamento, a pontuação média era de 160,1, o desvio padrão era de 7,734 e o erro padrão da média era de 1,412. Após o tratamento, a média foi de 148,4, o desvio padrão foi de 6,479 e o erro padrão da média foi de 1,183 e a diferença média para o presente parâmetro foi de 11,7.

O teste "t" emparelhado para todos os valores acima referidos é de 7,053, o valor p para este valor é <0,0001, o que é significativo.

Grupo B- Antes do tratamento, a pontuação média era de 159,3, o desvio padrão era de 8,43 e o erro padrão da média de 1,539. Após o tratamento, a média foi de 158,8, o desvio padrão foi de 6,574, o erro padrão da média foi de 1,2 e a diferença média para o sintoma atual foi de 0,5667.

O teste "t" emparelhado para todos os valores acima referidos é de 0,2724, o valor p para este valor é >0,7873, o que é insignificante.

b) <u>Discussão intergrupos</u> (comparação de dois grupos entre si)

A média do grupo A é 148,4 e a do grupo B é 158,8. O desvio padrão do grupo A é de 6,479 e o do grupo B é de 6,574. O erro padrão da média do grupo A é 1,183 e o do grupo B é 1,2.

O teste t não pareado para todos os valores acima é 6,152 e o valor P para este é <0,0001, o que é significativo.

8. HBA1C (Hemoglobina glicada)-

a) <u>Discussão intra-grupo</u> (comparação entre o antes e o depois do tratamento de cada grupo)

Grupo A- Antes do tratamento, a pontuação média era de 7,217, o desvio padrão era de 0,2102 e o erro padrão da média era de 0,03838. Após o tratamento, a média foi de 6,687, o desvio padrão foi de 0,1756 e o erro padrão da média foi de 0,03207 e a diferença média para o presente parâmetro foi de 0,53.

O teste "t" emparelhado para todos os valores acima referidos é de 10,88 e o valor p para este valor é <0,0001, o que é significativo.

Grupo B- Antes do tratamento, a pontuação média era de 7,113, o desvio padrão de 0,2255 e o erro padrão da média de 0,04117. Após o tratamento, a média foi de 6,987 com um desvio padrão de 0,1756, o erro padrão da média foi de 0,03207 e a diferença média para o sintoma atual foi de 0,1267.

O teste "t" emparelhado para todos os valores acima referidos é de 2,683, o valor p para este valor é <0,0119, o que é significativo.

b) <u>Discussão intergrupos</u> (comparação de dois grupos entre si)

A média do grupo A é de 6,687 e a do grupo B é de 6,987. O desvio padrão do grupo A é de 0,1756 e o do grupo B é de 0,1756. O erro padrão da média do grupo A é de 0,03207 e o do grupo B é de 0,03207.

O teste t não pareado para todos os valores acima é de 6,615 e o valor P para este é <0,0001, o que é significativo.

9. PONTUAÇÃO EQ5D-

a) Discussão intra-grupo (comparação entre o antes e o depois do tratamento de cada grupo)

Grupo A- Antes do tratamento, a pontuação média era de 60,23, o desvio padrão era de 10,17 e o erro padrão da média era de 1,856. Após o tratamento, a média foi de 76,6, o desvio-padrão de 8,286 e o erro-padrão da média foi de 1,513 e a diferença média para o presente parâmetro foi de -16,67.

O teste "t" emparelhado para todos os valores acima referidos é de 8,48 e o valor p para este valor é <0,0001, o que é significativo.

Grupo B- Antes do tratamento, a pontuação média era de 68,23, o desvio padrão de 13,22 e o erro padrão da média de 2,413. Após o tratamento, a média foi de 64,07 com um desvio padrão de 11,81, o erro padrão da média foi de 2,155 e a diferença média para o sintoma atual foi de 4,167.

O teste "t" emparelhado para todos os valores acima referidos é de 1,441, o valor p para este valor é >0,1602, o que é insignificante.

b) Discussão intergrupos (comparação de dois grupos entre si)

A média do grupo A é de 76,6 e a do grupo B é de 64,07. O desvio padrão do grupo A é de 8,286 e o do grupo B é de 11,81. O erro padrão da média do grupo A é de 1,513 e o do grupo B é de 2,155.

O teste t não pareado para todos os valores acima é de 4,759 e o valor de P para este é <0,0001, o que é significativo.

10. KSHUDHADHIKYA-

a) Discussão intra-grupo (comparação entre o antes e o depois do tratamento de cada grupo)

Grupo A- Antes do tratamento, a pontuação média era de 2,333, o desvio padrão era de 0,5467 e o erro padrão da média era de 0,09981. Após o tratamento, a média foi de 1,1, o desvio padrão de 0,3051 e o erro padrão da média foi de 0,05571 e a diferença média para o presente parâmetro foi de 1,233.

O teste "t" emparelhado para todos os valores acima referidos é de 11,89 e o valor p para este valor é <0,0001, o que é significativo.

Grupo B- Antes do tratamento, a pontuação média era de 1,733, o desvio padrão de 0,8287 e o erro padrão da média de 0,1511. Após o tratamento, a média foi de 0,167 com um desvio padrão de 0,7466, o erro padrão da média foi de 0,1363 e a diferença média para o sintoma atual foi de -0,4333.

O teste "t" emparelhado para todos os valores acima referidos é de 2,538, o valor p para este valor é <0,0168, o que é significativo.

b) <u>Discussão intergrupos</u> (comparação de dois grupos entre si)

A média do grupo A é de 1,1 e a do grupo B é de 2,167. O desvio padrão do grupo A é de 0,3051 e o do grupo B é de 0,7466. O erro padrão da média do grupo A é 0,05571 e o do grupo B é 0,1363.

O teste t não pareado para todos os valores acima é 7,243 e o valor P para este é <0,0001, o que é significativo.

11. PRABHUTMUTRATA-

a) <u>Discussão intra-grupo</u> (comparação entre o antes e o depois do tratamento de cada grupo)

Grupo A- Antes do tratamento, a pontuação média era de 1,367, o desvio padrão era de 0,4901 e o erro padrão da média era de 0,08949. Após o tratamento, a média foi de 1,1, o desvio padrão de 0,3051 e o erro padrão da média foi de 0,05571 e a diferença média para o presente parâmetro foi de 0,2667.

O teste "t" emparelhado para todos os valores acima referidos é de 2,283 e o valor p para este valor é de 0,0299, o que é significativo.

Grupo B- Antes do tratamento, a pontuação média era de 1,367, o desvio padrão de 0,4901 e o erro padrão da média de 0,08949. Após o tratamento, a média foi de 1,1 com um desvio padrão de 0,3051, o erro padrão da média foi de 0,05571 e a diferença média para o sintoma atual foi de 0,2667.

O teste "t" emparelhado para todos os valores acima referidos é de 2,283, sendo o valor p para este valor <0,0299, o que é significativo.

b) <u>Discussão intergrupos</u> (comparação de dois grupos entre si)

A média do grupo A é 1 e a do grupo B é 1. O desvio padrão do grupo A é 0,3051 e o do grupo B é 0,3051. O erro padrão da média do grupo A é 0,05571 e o do grupo B é 0,05571.

O teste t não emparelhado para todos os valores acima referidos é 0 e o valor P para este é 1, o que é insignificante.

12. DOURBALYA-

a) <u>Discussão intra-grupo</u> (comparação entre o antes e o depois do tratamento de cada grupo)

Grupo A- Antes do tratamento, a pontuação média era de 2,267, o desvio padrão era de 0,5208 e o erro padrão da média era de 0,09509. Após o tratamento, a média foi de 1,1, o desvio padrão de 0,3051 e o erro padrão da média foi de 0,05571 e a diferença média para o presente parâmetro foi de 1,167.

O teste "t" emparelhado para todos os valores acima referidos é 9,866, sendo o valor p <0,0001, o que é significativo.

Grupo B- Antes do tratamento, a pontuação média era de 2,467, o desvio padrão de 0,5074 e o erro padrão da média de 0,09264. Após o tratamento, a média foi de 2,233 com um desvio padrão de 0,6789, o erro padrão da média foi de 0,124 e a diferença média para o sintoma atual foi de 0,2333.

O teste "t" emparelhado para todos os valores acima referidos é de 1,651, o valor p para este valor é >0,1094, o que é insignificante.

b) <u>Discussão intergrupos</u> (comparação de dois grupos entre si)

A média do grupo A é de 1,1 e a do grupo B é de 2,233. O desvio padrão do grupo A é 0,3051 e o do grupo B é 0,6789. O erro padrão da média do grupo A é 0,05571 e o do grupo B é 0,124.

O teste t não pareado para todos os valores acima é de 8,34 e o valor de P para este é <0,0001, o que é significativo.

13. TRISHNADHIKYA-

a) <u>Discussão intra-grupo</u> (comparação entre o antes e o depois do tratamento de cada grupo)

Grupo A- Antes do tratamento, a pontuação média era de 2,467, o desvio padrão de 0,5074 e o erro padrão da média era de 0,09264. Após o tratamento, a média foi de 1,133, o desvio padrão de 0,3457 e o erro padrão da média foi de 0,06312 e a diferença média para o presente parâmetro foi de 1,333.

O teste "t" emparelhado para todos os valores acima referidos é de 13,36 e o valor p para este valor é <0,0001, o que é significativo.

Grupo B- Antes do tratamento, a pontuação média era de 2,267, o desvio padrão de 0,4498 e o erro padrão da média de 0,08212. Após o tratamento, a média foi de 1,833 com um desvio padrão de 0,5921, o erro padrão da média foi de 0,1081 e a diferença média para o sintoma atual foi de 0,4333.

O teste "t" emparelhado para todos os valores acima referidos é de 3,496, sendo o valor p para este valor de 0,0015, o que é significativo.

b) <u>Discussão intergrupos</u> (comparação de dois grupos entre si)

A média do grupo A é de 1,133 e a do grupo B é de 1,833. O desvio padrão do grupo A é de 0,3457 e o do grupo B é de 0,5921. O erro padrão da média do grupo A é 0,06312 e o do grupo B é 0,1081.

O teste t não pareado para todos os valores acima é 5,592 e o valor P para este é <0,0001,
o que é significativo.

14. ATISWEDA-

a) <u>Discussão intra-grupo</u> (comparação entre o antes e o depois do tratamento de cada
grupo)

Grupo A- Antes do tratamento, a pontuação média era de 1, o desvio padrão 0 e o erro
padrão da média era 0. Após o tratamento, a média era de 1, o desvio padrão 0 e o erro
padrão da média era 0 e a diferença média para o presente parâmetro era 0.

O teste "t" emparelhado para todos os valores acima referidos é 0, o valor p para este
valor é 0, o que é insignificante.

Grupo B- Antes do tratamento, a pontuação média era de 1,733, o desvio padrão de
0,4498 e o erro padrão da média de 0,08212. Após o tratamento, a média foi de 1,567
com um desvio padrão de 0,504, o erro padrão da média foi de 0,09202 e a diferença
média para o sintoma atual foi de 0,1667.

O teste "t" emparelhado para todos os valores acima referidos é de 1,223; o valor p para
este valor é de 0,2313, o que não é significativo.

b) <u>Discussão intergrupos</u> (comparação de dois grupos entre si)

A média do grupo A é 1 e a do grupo B é 1,567. O desvio padrão do grupo A é 0 e o do
grupo B é 0,504. O erro padrão da média do grupo A é 0 e o do grupo B é 0,09202.

O teste "t" não pareado para todos os valores acima referidos é 0, o que não é
significativo.

<u>RESUMO</u>

O presente estudo, intitulado "Avaliar o efeito de Pathyahar (tabela de dieta) e Vihara (caminhada rápida) em PramehaW.S.R. para a Diabetes Mellitus Tipo 2", foi realizado com os seguintes objectivos.

1.   avaliar o papel de Pathyahar e Vihara em Prameha W.S.R. para pacientes com DM2

2. observar se existem benefícios de Pathyaahara e Vihar na qualidade de vida de pacientes com diabetes mellitus tipo 2   2 de doentes com Diabetes Mellitus.

3.   estudar a Diabetes Mellitus segundo a Ayurveda e a Ciência Moderna

A presente dissertação inclui os seguintes elementos

Introdução:

Esta secção descreve os pormenores da seleção da doença Diabetes Mellitus tipo 2, causas, cenário global atual e métodos de gestão e prevenção.

Revisão da literatura:

Esta secção consiste em revisões ayurvédicas e modernas relativas à história, nidana, classificações, poorvarupas, rupa, samprapti, sadhyasadhyata, arista lakshanas, chikitsa, prevenção, upadrava's de prameha. A revisão moderna inclui a etimologia, os sinónimos, a definição, a classificação, a etiologia, os principais riscos, o metabolismo normal da insulina, a patogénese, as caraterísticas contrastantes, os critérios de diagnóstico, as caraterísticas clínicas, as complicações, a prevenção e a gestão da diabetes. Juntamente com essa revisão, consiste também embriskwalking e pathyahara.

Materiais e métodos:

Esta secção começa com uma descrição pormenorizada da seleção dos pacientes e dos métodos adoptados para este trabalho de investigação.

Observação e resultados:

Nesta secção, os dados obtidos foram apresentados sob a forma de tabelas e gráficos, juntamente com breves descrições de cada resultado, e a análise estatística foi feita com a ajuda de um estatístico.

Discussão:

Esta secção descreve a avaliação dos resultados da observação e dos efeitos do tratamento nos estudos clínicos. Os resultados obtidos no estudo acima referido mostraram que o Grupo A que seguePathyahara (Dieta)&Vihara (Caminhada rápida) mostrou melhores resultados do que o outro grupo em termos de controlo do açúcar, controlo do peso, melhoria da qualidade de vida e outras comorbilidades associadas à Diabetes. Também pode prevenir outras complicações que podem surgir devido à diabetes de longa data.

CONCLUSÃO

1. O estilo de vida sedentário desempenha um papel importante no desenvolvimento da diabetes tipo 2.

2. a par das intervenções medicamentosas, deve ser dada ênfase às questões socioeconómicas, comportamentais e nutricionais e à promoção de um estilo de vida mais saudável.

3.os planos de exercício, de dieta e de estilo de vida devem ser elaborados de acordo com as necessidades quotidianas de cada indivíduo.

4. a caminhada rápida e a patinação são necessárias para controlar os níveis elevados de açúcar, diminuir a intensidade dos sintomas, prevenir futuras tendências de risco e melhorar a   qualidade de vida em doentes com Diabetes Mellitus tipo 2.

FORMULÁRIO DE CONSENTIMENTO

SOCIEDADE HOSPITALAR COOPERATIVA J.G.

FACULDADE DE MEDICINA AYURVÉDICA, GHATAPRABHA

DEPARTAMENTO DE ESTUDOS PG EM SWASTHAVRITTA

FORMULÁRIO DE INVESTIGAÇÃO PARA TESE DE MESTRADO (AYU)

"PARA AVALIAR O EFEITO DO PATHYAHARA E DO VIHARA EM PRAMEHA NO QUE DIZ RESPEITO À DIABETES MELLITUS TIPO 2"

Guia: Dr.AnilK.Bagalkoti

Bolseiro PG: Dr.GaneshM.Avhad

FORMULÁRIO DE CONSENTIMENTO

I____Son/Daughter/Wife of

____ estou a exercer
o meu livre arbítrio para participar no estudo acima referido como sujeito. O meu médico assistente informou-me, de forma satisfatória, sobre o objetivo da avaliação clínica e a natureza do tratamento. Estou igualmente ciente do meu direito de optar pelo tratamento em qualquer altura durante o seu decurso.

Assinatura do investigador   Assinatura do doente

Data Data

Local Local

REFERÊNCIAS

1. Shabdakalpadruma(1/20)- por raja radhakantadeva,vol 3Choukhamba Sanskrit series, Varanasi.

2. Madhavnidan-by prof.YadunandanaUpadhyaya,Choukhamba Varanasi Edição 2012, M.N. 33/ 1; P. No.1

3. Madhavnidan-by prof.YadunandanaUpadhyaya, Choukhamba Varanasi Edição 2012, M.N. 33/1; P.No.1

4. SushrutSamhita-BykavirajDr.AmbikadattaShastriChoukhamba Sanskrit Sansthana, Edição 2012nidansathana. 6/22- 23; P.No.55

5. DM em Medicina Indiana;P.No.11

6. Koutilya Arthashastra;P.No.740

7. Charaka Samhita byVd Harish Chandra Singh kushwaha ,Choukhambaorientale 2005 1st edition Cha. Su. 17/4; Cha Chi 6;Ch Ni 4/12-23

8. Sushrut Samhita-ByKavirajDr.AmbikadattaShastriChoukhamba Sanskrit Sansthana, Edição 2012Su Ni 6; Su Chi 11, 12, 13.

9. AshtangHridya pelo Dr. BrahmanandTripathiChoukhambaPratishthanaEdition 2007.Ash Hri. Ni. 10 ; Chi 12

10. M.N.chp.33/7-17;P.No.117-118byprof.YadunandanaUpadhyaya, Choukhamba Varanasi Edição 2012

11. Bhavaprakashanighantu de Pt Mishra publicado por Choukhamba Varanasi Edição 5^{th-} BhaPra Madh.Khan.chp.38;P.No.365A.San.nid.10/2,9;P.No.204,207

12. YogaratnakaraVd.LaxmipatiShastriChoukhambaorientale2008uttararda.sl 1;P.No.63

13. Bhel. Samhita do Dr. P Shrinivas Rao publicado por Choukhamba Varanasi. Edição 2010 Nid.6/1

14. Harit. Samhita. Por Dr. Gyanendra Pandeypublicado por Choukhamba Varanasi 28/1

15. KashyapaSamhitaby Dr.P. V. Tiwaripublicado por Choukhamba Varanasivedanadhyaya e chi.10/7-9

16. Bharat bhishjya.Ratnakar Edição 2012 pelo Dr. Shah B Jain Editor Pramehadikara.1

17. Charaka Samhita por Vd Harish Chandra Singh kushwahaChoukhambaorientale 2005 1st edição Cha.Su.17/78, 79; Cha. Chi 6/4; Cha.Ni.4

18. Charaka Samhita por Vd Harish Chandra Singh kushwaha ,Choukhambaorientale 2005 1st edição Chakrapanitika 35/56-58

19. Charaka Samhita por Vd Harish Chandra Singh kushwaha, Choukhambaorientale 2005 1st edição Chakrapanitika 35/60,65

20. Charaka Samhita por Vd Harish Chandra Singh kushwaha,Choukhambaorientale 2005 1st edition Cha.nid.4/5 , 24 ,36

21. Sushrut Samhita Su.ni.6/4 por KavirajDr.AmbikadattaShastriChoukhamba Sanskrit Sansthana, Edição de 2012

22. AshtangaSangraha pelo Prof. K.P. ShrikantaMurtyChoukhamba oriental 2005 A.San.ni.10/7;P.No.205

23. AshtangHridya do Dr. BrahmanandTripathiChoukhambaPratishthana Edição 2007A.Hr.ni.10/38,39;P.No.98,99

24. M.N./Prameha/5 pelo prof. YadunandanaUpadhyaya, Choukhamba Varanasi Edição 2012

25. AshtangHridya do Dr. BrahmanandTripathiChoukhambaPratishthana Edição 2007A.Hr.ni.10/9

26. AshtangaSangraha pelo Prof. K.P. ShrikantaMurtyChoukhamba oriental 2005 A.Hr.ni.10/7;P.No.93

27. Charaka Samhita de Vd Harish Chandra Singh kushwaha , Choukhambaorientale 2005 1st edition Cha.ni.4/13-37

28. AshtangHridya do Dr. BrahmanandTripathiChoukhambaPratishthana Edição 2007A.Hr.Ni.10/8-18

29. Sushrut Samhita Su.Ni.6/10-17por KavirajDr.AmbikadattaShastriChoukhamba Sanskrit Sansthana, Edição 2012

30. AshtangHridya do Dr. BrahmanandTripathiChoukhambaPratishthana Edição 2007A.Hr.Ni.10/43

31. Charaka Samhita por Vd Harish Chandra Singh kushwaha , Choukhambaorientale 2005 1st edition Cha.chi.8

32. Charaka Samhita de Vd Harish Chandra Singh kushwaha , Choukhambaorientale 2005 1st edition Cha.ni.6

33. M.N./prameha/2,3pelo prof. YadunandanaUpadhyaya, Choukhamba Varanasi Edição 2012

34. M.N./prameha/4 pelo prof. YadunandanaUpadhyaya, Choukhamba Varanasi Edição 2012

35. Charaka Samhita por Vd Harish Chandra Singh kushwaha,Choukhambaorientale 2005 1st edição Ch.Ni.4/8

36. M.N./prameha/4do prof. YadunandanaUpadhyayaChoukhamba Varanasi Edição 2012

37. M.N./prameha/18-20 pelo prof. YadunandanaUpadhyaya, Choukhamba Varanasi Edição 2012

38. Charaka Samhita por Vd Harish Chandra Singh kushwaha,Choukhambaorientale 2005 1st edição Ch.Chi.6

39. Sushrut Samhita Su.Chi11/3por KavirajDr.AmbikadattaShastriChoukhamba Sanskrit Sansthana, Edição 2012

40. Charaka Samhita por Vd Harish Chandra Singh kushwaha,Choukhambaorientale 2005 1st edição Cha.Chi.8

41. AshtangHridya do Dr. BrahmanandTripathiChoukhambaPratishthanaEdição 2007A.Hr.

42. AshtangaSangraha pelo Prof. K.P. ShrikantaMurtyChoukhamba oriental 2005 A.San Ni/10

43. Charaka Samhita por Vd Harish Chandra Singh kushwaha,Choukhambaorientale 2005 1st edição Cha.Chi.6

44. M.N./prameha/21do prof. YadunandanaUpadhyaya,Choukhamba Varanasi Edição 2012

45. Charaka Samhita por Vd Harish Chandra Singh kushwaha,Choukhambaorientale 2005 1st edition Cha chi 6/ 38

46. Charaka Samhita de VdHarish Chandra Singh kushwaha ,Choukhambaorientale 2005 1st edition Cha chi 6/42 -56

47. Charaka Samhita por Vd Harish Chandra Singh kushwaha,Choukhambaorientale 2005 1st edition Cha ni 4/40

48. Charaka Samhita por Vd Harish Chandra Singh kushwaha,Choukhambaorientale 2005 1st edition Cha ni 4/48

49. Dicionário Webster, p. 169

50. Dicionário Webster, p. 397

51. www.borderline.com

52. www.google.com

53. Livro de texto do Park de Medicina Preventiva e Social P.N.341

54. Diretrizes da ADA 2010

55. Medicina Clínica Kumar & Clarks

56. Livro de texto de patologia de Harsh Mohan. P.No.842

57. Harsh Mohan's text book of pathology chapter 27.P.No.843 - 846

58. Revisão rápida da patologia de Harsh Mohan. P.No.621-622

59. Medicina comunitária com avanços recentes .P.No.521

60. Revisão rápida da patologia de Harsh Mohan. P.No.625-627

61. Revisão rápida de Harsh Mohan.P.No.623

62. www.borderline diabetes.com

63. Davidson's Principles and Practice of medicine 19th edition.P.No.657,682

64. Davidson's Principles and Practice of medicine 19nth edition P.No.657

65. www.borderlinediabetes.com

66. Davidson's Principles and Practice of medicine 19nth edition P.No.657

67. Dicionário Webster's New World College.P.No.184

68. www.google.com

69. Dicionário Webster's New World College, n° 1609

70. Jornal nisargopachara.setembro.2010.P.No15

71. www.briskwalking.com

72. Sushrut Samhitaby KavirajDr.AmbikadattaShastriChoukhamba Sanskrit Sansthana, Edição 2012 .chikitsasathana.11/11,12; P.No.440,441

73. AshtangHridya do Dr. BrahmanandTripathiChoukhambaPratishthana Edição 2007A.Hr.chi.12/32-33

74. AshtangHridya do Dr. BrahmanandTripathiChoukhambaPratishthana Edição 2007A.Hr.chi.12/35-36

75. Sushrut Samhita Sush.chi.24/79por KavirajDr.AmbikadattaShastriChoukhamba Sanskrit Sansthana, Edição 2012

76. Sushrut Samhita Sush.chi.24/80& Cha.Ni.4/50por KavirajDr.AmbikadattaShastriChoukhamba Sanskrit Sansthana, Edição 2012

77. www.briskwalking.com

78. Shabdakalpadrumaby raja radhakanta deva, vol 3. Série Choukhamba Sanskrit, Varanasi.P.No.29 E 58

79.Charaka Samhita por Vd Harish Chandra Singh kushwaha,Choukhambaorientale 2005 1st edição Cha.su.26/85. CHAKRADATTA TIKA

80. Shabdakalpadruma.P.No.58por raja radhakanta deva, vol 3. Série Choukhamba Sanskrit série, Varanasi.

81. Shabdarthakaostubhaha Vol 14th ; P.No.1788

82. Charaka Samhita por Vd Harish Chandra Singh kushwaha,Choukhambaorientale 2005 1st editioncha.su.25/45 a 47

83. Charaka Samhita por Vd Harish Chandra Singh kushwaha,Choukhambaorientale 2005   1st editionChsu .28/45

84. Charaka Samhita por Vd Harish Chandra Singh kushwaha,Choukhamba orientale 2005 1st edition Cha.Chi.6/46-48; Su.Chi. 11/6; Bhai.Rat.Pramehadhikara/1

85. www.dietaryrestrictions.com

86. www.prediabetes.com

87. Davidson's principles & practice of Medicine

88. Park's textbook of Preventive & Social Medicine, 23rd Edition; P.No.613-614

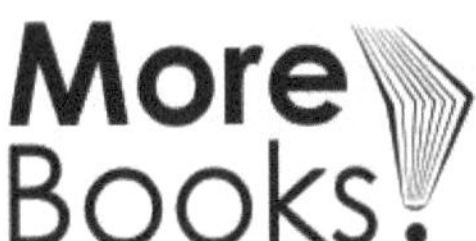

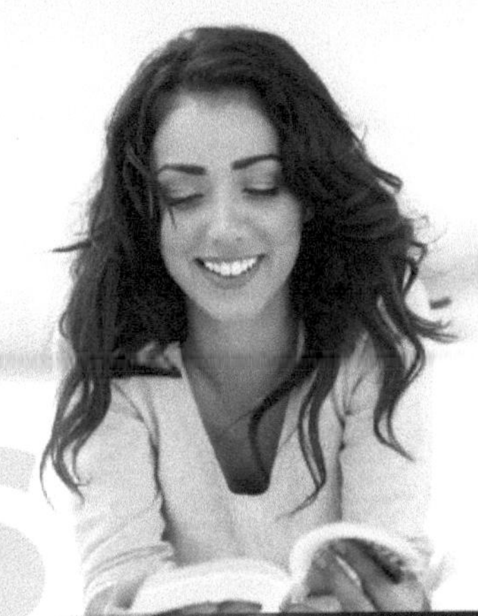

I want morebooks!

Buy your books fast and straightforward online - at one of world's fastest growing online book stores! Environmentally sound due to Print-on-Demand technologies.

Buy your books online at
www.morebooks.shop

Compre os seus livros mais rápido e diretamente na internet, em uma das livrarias on-line com o maior crescimento no mundo! Produção que protege o meio ambiente através das tecnologias de impressão sob demanda.

Compre os seus livros on-line em
www.morebooks.shop

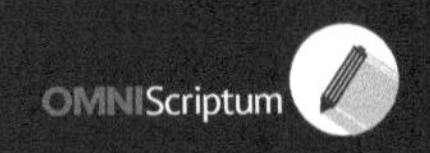

Printed by Books on Demand GmbH, Norderstedt / Germany